心无忧　长相伴

——精神疾患系统式家庭照护

闫海瑛　孙喜蓉　孙一颖　主编

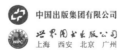

中国出版集团有限公司

世界图书出版公司
上海　西安　北京　广州

图书在版编目（CIP）数据

心无忧 长相伴：精神疾患系统式家庭照护 / 闵海瑛，孙喜蓉，孙一颖主编.
—上海：上海世界图书出版公司，2024.1
　　ISBN 978-7-5232-0658-4

　　Ⅰ．①心… Ⅱ．①闵… ②孙… ③孙… Ⅲ．①精神分
裂症－护理 Ⅳ．①R473.74

中国国家版本馆CIP数据核字(2023)第143490号

书　　名	心无忧　长相伴——精神疾患系统式家庭照护	
	Xinwuyou　Changxiangban——Jingshen Jihuan Xitongshi Jiating Zhaohu	
主　　编	闵海瑛　孙喜蓉　孙一颖	
责任编辑	石佳达	
装帧设计	耿丽丽	
出版发行	上海世界图书出版公司	
地　　址	上海市广中路88号9－10楼	
邮　　编	200083	
网　　址	http://www.wpcsh.com	
经　　销	新华书店	
印　　刷	江苏图美云印刷科技有限公司	
开　　本	890mm×1240mm　1/32	
印　　张	6.25	
字　　数	144 千字	
版　　次	2024年1月第1版　　2024年1月第1次印刷	
书　　号	ISBN 978-7-5232-0658-4/R·717	
定　　价	68.00元	

编委会

精神卫生（又称心理卫生）问题已经成为严重的社会问题和重大公共卫生问题。当前精神疾病约占我国疾病总负担的 20%，在各种疾病中排列首位。抗精神病药物的开发和运用，特别是新型抗精神病药物的使用，有力提高了疾病的治疗效果，有效减少了复发，提高了症状的控制效果，但患者和社会的隔离依然没有较大改观。

家庭是一个稳定的缩小的社会系统，家庭各个成员在维持家庭运作的稳定性的同时，兼顾家庭内各个成员人生的各阶段发展的心理需求，并且要共同应对外在环境对家庭的影响。一旦家庭中某个成员的家庭功能出现弱化，这个家庭将失去原有的循环体系，所有的压力便会聚焦在这名成员身上。如果没有恰当疏导，这名成员很可能出现不良的心理问题。而个人的行为问题，也反映出家庭系统的支持功能的缺失、家庭支持不足、家庭成员之间的沟通和情感表达缺乏弹性。

精神疾病的家庭照护是以促进精神疾病患者回归和融入社会为目标，更多关注的是患者与其家庭成员间的关系、相互之间交流沟通的模式与行为方式、患者的成长环境及经历、患者及其家属的心理状况、患者的社会适应能力及社会功能的恢复等。系统式家庭照护以系统理论为指导，充分利用心理支持、心理疏导、倾听、同理、共情、积极改释、资源取向、绘制家谱图等，开展全生命周期关怀帮助、健康教育、功能训练、社会支持，消除患者与家庭、社区之间的隔阂，促进家庭回归到一个正常的系统结构，让患者更快地回归。

    本书的编者均为上海市浦东新区精神卫生中心（同济大学附属精神卫生中心）一线的医护人员，每一篇文章都凝练编者多年的护理工作经验，可以有针对性地提升家庭照护者的能力，达到直接高效回应家属的健康教育需求，提升家庭照护的效果。本书期望通过这种有效的大众传播方式来夯实医生—患者—社区紧密联系，加强精神疾病患者家庭照护，减轻精神疾病患者、家庭及社会负担，协助患者早日回归社会，增强患者的家庭获得感和幸福感。我衷心地希望读者可以通过阅读本书了解精神疾病患者及家属的内心世界，理解精神疾病患者及家属在家庭照护过程中的困惑，从而让更多的精神疾病患者得到家庭的支持，尽快走出精神疾病心理闭锁，及早回归社会。

胡承平

上海市浦东新区精神卫生中心

同济大学附属精神卫生中心

2023 年 5 月

随着社会经济的快速发展，心理健康逐渐受到全社会的广泛关注。特别是经历了居家办公和网课、长期隔离等，诸如失眠、焦虑、抑郁等心理问题，抑或是急性应激障碍、惊恐发作等严重精神疾病，正呈逐年上升趋势。国务院印发《"健康中国 2030"规划纲要》对心理健康服务提出了明确要求，加强心理健康服务体系建设，提升科普宣传力度，加大相关专业培训力度。国家卫生健康委员会等 22 部门联合印发《关于加强心理健康服务的指导意见》指出应充分认识心理健康服务的重要意义和总体要求，大力发展各类心理健康服务，加强重点人群心理健康服务，建立健全心理健康。

家庭照护对于罹患精神疾病的人来说尤为重要。无论是何种精神疾病可能与其家庭环境或家庭成员之间的相处模式有着密切的联系，并且患者经过专业心理干预之后，势必最终再次回归家庭。良好的家庭照护可有效提升患者的服药依从性，可及时观察患者的情绪波动，营造和谐温馨的家庭环境，最大限度地提供情感上的支持。随着时代的进步，人们逐渐开始接纳"心灵感冒"，家属开始积极学习专业的照护技巧，希望患者能快速地摆脱心理阴霾，重新回归正常的社会生活。我们通过编撰精神疾病家庭照护科普书籍，希望从我们专业心理工作者的角度，以平实的、可读性强的科普文字进行传播，帮助更多的家属提升对精神疾病的识别、管理和干预的能力，这也是我们真正的目的所在。

在此，特别鸣谢上海市浦东新区卫生健康委员会临床精神病学重点学科、上海市浦东新区卫生健康卫生会科普项目的大力支持。同时，感谢上海市浦东新区医学会精神医学专业委员会、上海市医学会精神医学专科分会、上海市医学会行为医学专科分会、上海市女医师协会医学科普专业委员会、上海市医院协会精神卫生中心管理专业委员会、中国女医师协会心身医学与临床心理学专业委员会给予专业指导。最后，衷心感谢上海市浦东新区精神卫生中心（同济大学附属精神卫生中心）所有编者的辛勤付出，正是他们的无私奉献，才能成就此部精神疾病家庭照护科普著作！

孙喜蓉

上海市浦东新区精神卫生中心

上海市浦东新区中华医学会精神医学专业委员会主任委员

同济大学附属精神卫生中心

副院长 主任医师

2023 年 5 月

　　精神疾病作为一种精神障碍类疾病，是以个体认知、情感或行为障碍为特征的一种综合征，即影响情绪、思维和行为的疾病。近年来，随着生活节奏及压力的变化，精神疾病在世界范围内呈现出快速上升的态势。然而精神疾病患者常常因为异常行为被人误解，受人歧视，在社会和家庭中也得不到尊重和理解，从而导致冲动伤人，长此以往，人们对精神疾病患者的态度都是避而远之。事实上精神疾病除了精神症状比较丰富的精神分裂症外，还有心境障碍、广泛性焦虑障碍、强迫症、痴呆症等。和正常人不同的是，精神疾病患者更需要家人的照顾，而家人的照顾对于此类患者是十分重要的，但这对于精神疾病患者的家属也是不易的，他们除了会基础的一些护理外，还缺乏相对系统的家庭照护相关知识来支撑。而关于精神疾病家庭照护这一题材的科普书籍，在国内仍然不常见，如果医院相关人员向患者及家属做好精神疾病家庭照护相关常识的总结，教会患者如何战胜困难、如何去看待和处置好人际关系，以及自我保护，并帮助他们制订好相应家庭照护计划，将他们平时遇到的问题进行系统的罗列并进行解答，将是精神疾病患者及家属的福音。

　　精神疾病离我们并不远，关注精神卫生是整个社会需要面对和重视的，也是实现和谐社会的重要环节。本书是一本以精神疾病家庭照护为主要内容的科普读物，本书特点鲜明，结构严谨，构思独特，涵盖内容广泛而翔实，层次丰富。全书分为 10 章，涵盖疾病、患者居家护理、生活技能康复、睡眠、饮食、排泄、服药等多方面内容，对于普通读者、患者及其家属均具有很强的学习价值和指导意义。通过临床医务工作者汇集经验与知识，希望能够给予精神疾病患者及其家属鼓励与支持，给他们提供一些家庭中常见问题的实质性的知识方案，同时也希望社会大众不再戴有色眼镜看待精神疾病患者，不再惧怕精神疾病患者，而是更多地去理解精神疾病患者的存在，对精神疾病患者给予接纳与关爱，给予更多的包容、理解和善待。精神疾病患者只是精神上"感冒"了，而我们社会大众也是他们康复及回归社会的一剂良药。

　　本书语言通俗易懂，或叙或议，行文流动自然，适合于不同文化程度的读者阅读，具有很强的可阅读性、借鉴性，适用范围广，是面向普通读者、精神疾病患者及其家属的一本科普读物，希望借此给需要者以指点。本书在编写中难免有不妥及疏漏之处，敬请提出宝贵意见或建议！

闵海瑛

上海市护理学会心理卫生专业委员会委员

上海市浦东新区精神卫生中心

同济大学附属精神卫生中心

护理部主任　副主任护师

2023 年 5 月

CONTENTS 目录

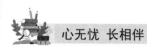

第一章　绪论

一、什么是家庭照护

　　家庭照护是以家庭系统为单位，把家庭看作一个整体，借助家庭内沟通与互动方式的改变，以护理人员为主体，直接实施和指导，为患者提供延续到医疗机构外的家庭康复护理服务，帮助照护者对患者实施更好的照顾，保证治疗护理的整体性，降低在居家时的应激和疾病复发，从而减轻家庭和社会的经济负担。

二、精神疾病患者家庭照护的意义

　　随着社会发展进程的不断加快，经济的快速发展催生了快节奏的生活方式，人们的生活压力不断提高，同时在多种因素共同作用下，精神疾病的发病率呈现出逐渐上升的趋势。我国精神疾病患者数量庞大，且呈现逐年上升的趋势，受精神疾病高复发率和高致残率的影响，2020 年我国精神疾病的负担已经上升为国家疾病总负担的 1/4。精神疾病大都具有病程迁延、易反复发作等特点。精神疾病患者相对于其他人来说，对任何事情更敏感、心理更脆弱，有的还丧失了生活自理能力。因此，除了医疗机构，家庭照护对他们来说也是极其重要的。

　　不同于西方国家的照护模式，受传统文化的影响，我们往往将精神疾病患者的家属作为他们的正式照护者。家庭照护者在精神疾病患者康复过程中承担着主要的照护责任，相比国外的同类研究，我国精神疾病患者家庭照护者对照护体验的消极评价高、积极评价

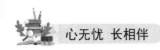

低，照护者的体验也受到多种因素影响，而影响患者康复的家庭照护者因素有行为因素、期望因素和需求因素。

三个因素彼此联系：

（1）家庭照护者行为因素对患者康复有直接影响；

（2）家庭照护者期望因素对患者康复有动力影响；

（3）家庭照护者需求因素对患者康复有制约影响。

三、家庭支持系统的重要性

精神疾病患者对家属的不正确的态度和生活中的各种不良刺激均可使患者家属产生严重的心理负担，家属如果能处理好和患者的关系，可有效防止患者的病情复发。作为精神疾病患者的家属，要了解一些精神疾病的基本常识，协助患者适应社会生活，学会换位思考与转移注意力的方法，创造良好的家庭与社会支持系统。

支持系统很重要，在与精神疾病患者接触时，不要把他先定标"你是精神病人"，就当他是一般的人，去尊重、理解、体谅他，站在患者的处境，体验他的感受，耐心地倾听患者的抱怨、挫折感、罪恶感等。鼓励患者用语言表达内心感受，无条件地接受患者的倾诉。取得信任关系，患者才可能与你进行有效交流，充分尊重患者的人格和权利，把一切尊重患者的言行自觉融于日常生活中。家庭成员与社会的理解与关心，对患者提高治疗依从性和重返社会都有积极作用。

四、做好长期面对精神疾病患者准备

在精神疾病患者家庭中，家属一直与患者生活在一起，也会产生心理上的疲劳和情绪上的变化，那家属如何面对呢？

简单的做法就是把精神疾病普通化，就如普通感冒、心脏病、高血压、糖尿病一样，精神疾病也是一个普通的疾病，只要正确认识它，积极配合专业治疗，也可以像控制感冒一样控制它，康复者及其家属自身要树立战胜疾病的信心，不要以别样的目光、别样的心理去看待它。很多患者通过治疗后可以正常生活、工作和学习。创造多鼓励、多陪伴、多帮助的家庭环境，在关注患者的同时，家属同样是需要被关爱的群体，他们常面临照料患者的身心疲惫，同时承受很多来自外界的压力，也需要得到理解和支持。因此，作为精神疾病患者家庭中的一员，家属更需要学会正确、有效地照料患者，保持良好社会支持系统，避免"孤军作战"的无力感。

五、做好家庭照护

（一）日常生活方面

1. 督促及协助患者做好个人卫生，但是家属不能包办，要让患者自己完成，康复期患者应尽快摆脱"患者"的角色，调整心态逐渐培养良好的健康的生活方式。

2. 保证进食量并重视营养搭配，不暴饮暴食，不随意进补，不饮浓茶，不饮酒，不吸烟。对老年患者注意饮食的软硬程度，对有便秘的患者可进食香蕉或蜂蜜等，对于有吞咽困难者注意防窒息。

3. 创造良好的睡眠环境，避免强光及噪声刺激，合理安排患者的休息时间，按时起床，睡前不饮浓茶等刺激性饮料，不观看可能引起情绪变化的电视或参加一些增加兴奋性的活动。

4. 居室布置，要求安静、安全、简洁，病情稳定无攻击行为的患者最好和家人住在一起，不要让患者单独居住或关锁（可能会增加患者压力易使患者产生猜疑、嫉妒甚至被害妄想和关系妄想等），室内不放可能造成自伤或伤人的危险品，如热水瓶、钳子、绳索、剪刀、铁锤、农药等，也不放置已损坏的家具。

5. 患者的行为受精神症状影响，所以既要防患者自杀，又要防患者伤人，特别是自杀、自伤、伤人毁物倾向者，应24小时监护。

（二）服药方面

家属要掌握相关药物治疗的知识，如药物的药效、不良反应的识别与处理，明确药物治疗的必要性、疗程及方法等，并做好患者的教育和规劝，提高其服药的依从性，如遇不能处理的情况，及时联系医生寻求帮助。注意防止患者将药物扔掉或压在舌下又吐出，防止患者攒药自杀，主要观察药物毒副作用，药物的更换及增减量必须遵从医嘱等。

六、正确应对家庭照护中的压力

精神疾病属于慢性疾病，患者需要接受长期治疗，在此期间需要家属给予全面的照料，这不仅对患者自身造成一定的影响，还会导致其家属的生活质量下降，整个家庭的生产力受到了限制，给家庭和社会都带来了极大的负担。精神疾病具有患病时间长、反复发作的特点，且需药物维持治疗、家属的日常监护，家庭照护者在照顾患者的过程中会面临生理困境、心理困境、经济困境和社会困境；同时家庭照护者的需求包括对患者的顾虑、照顾过程中的需求和对社会环境的需求，而家庭照护者的需求得不到满足则制约家庭照护者的行为，使家庭照护者降低期望，对患者康复产生间接影响，并使家庭照护者更依赖社会支持。因此，家庭照护的压力也成为社会亟须解决的问题。良好的家庭照护能有利于延长患者的康复阶段，缩短治疗周期，恢复社会功能，同时提高患者及其家庭的生活质量。

在全民健康的目标驱动下，使用健康促进、健康维护、教育、管理、协调和连续性照顾等方式，促使精神疾病患者回归社会、回归家庭已成为趋势，故家庭照护者不仅仅是患者疾病照料的承担者，也是其早日康复的主导者。

本书基于精神疾病家庭照护者影响患者康复的因素及各种压力分析，提出以患者康复为目标，重视家庭照护工作，从专科护理的角度给予协助与指导。对家庭照护者进行针对性的指导，普及疾病知识（病因、症状治疗及预后、药物治疗作用及不良反应、如何预防复发、疾病全过程康复模式），指导病情观察、指导心理护理（支持性心理护理，如何协助患者处理职业、婚姻、家庭关系）、指导居家康复（症状波动时简单的应对措施、指导患者院外维持康复的实施措施及药物和症状的自我处置管理），同时调整照护者与患者之间的情感表达方式，以促进和维护患者康复、家庭和谐、社会稳定为目标，强调家庭照护对患者康复的重要意义，提高家属对患者的支持度和关爱度。

本书以精神常见疾病为基础，覆盖精神疾病患者健康问题和解决家庭照护相关问题，是面向精神疾病患者及广大群众的一本科普书籍。

编者：闵海瑛　王玲

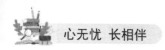

第二章 安全篇

一、居家安全

（一）居家生活中的"暗礁"

安全防范非常重要，居家生活中如果不注意也是有很多"暗礁"的。那会有哪些呢？让我们来细数一下：配电间和插座等引起触电，锐器导致的外伤出血，吸烟、取暖器、电路老化引起的火灾，热水水温太高致烫伤，桌椅边角撞伤，地面湿滑引起跌倒，等等。

那么怎么防范呢？

（1）将危险物品仔细收纳，若患者需要使用，可在监护人陪同下使用。每天检查患者的房间，避免将危险物品，如刀、剪、绳子等存留在患者身边或被患者藏匿起来。

（2）居住环境的门、窗、门锁、床、玻璃、配电箱等有损坏时要及时维修，有丢失时要及时查找。家用的插座等可使用插座保护套。桌椅边角等可用防撞软垫包裹。

（3）保持地面干燥，在浴室、厨房等地方放置防滑垫。

（4）生活用水水温调节在安全范围内，防止烫伤。

（二）发生"暗礁"后的应急处理

1. 触电

立即切断电源，关闭插座的开关或拔除插头，或直接关闭电源总开关。若无法关闭开关，可站在绝缘物上，如一叠厚报纸、塑料布、木板之类，用扫帚或木棍等将电线挑离触电者身体，或将伤者拨离电源；或是用绳子、裤子或任何干布条绕过伤者腋下或腿部，将伤者拖离电源。切勿用手触及伤者，也不要用潮湿的工具或金属物质接触伤者，这样会导致施救者也遭到电击，不能因救人心切而忘了自身安全。

2. 紧急救护

当伤员脱离"暗礁"后，如果患者神志清醒，要检查其全身有无烧伤、外伤并及时处理，尽快送医院做进一步的治疗。如果患者意识丧失，要立即检查其呼吸和脉搏。如果患者呼吸、心跳停止，要立即对其实施心肺复苏术，同时呼叫救护车。

3. 外伤出血

发生外伤后及时妥善地包扎，可以起到压迫止血、减少感染、保护伤口、减轻疼痛和固定骨折等作用。包扎常用的材料有绷带、三角巾、纱布垫等。如果没有专用的包扎敷料，可以就地取材，使用干净的毛巾、手绢、床单、衣物、口罩、领带等作为临时的包扎材料。消毒用找得到的消毒药水或干净流动水冲洗并消毒伤口。

止血： 让伤者坐在舒适的地方，安慰伤者并提高伤肢，用消毒纱布盖住伤口，用手压在敷料上，施以适当压力，协助止血。出血量大时还可用指压止血，即以拇指压住出血伤口上端的血管，阻断血流。如果包扎敷料上没有血渗出，说明伤口已经基本上止血了，用绷带扎紧包扎。打结要松紧适宜，避开伤口。小而深的伤口忌马虎包扎，应清创、消毒后再包扎，带伤者到医院进一步检查和治疗，并注射破伤风抗毒素。

4. 烫伤

万一遇到烫伤，应采取有效的急救措施。

冲： 迅速将受伤部位浸泡于冷水中，或以自来水冲洗，以快速

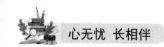

降低皮肤表面热度。冲洗时间可持续半小时以上，以脱离冷源后疼痛显著减轻为准。

脱：充分冲洗后，再小心除去衣物，必要时可以用剪刀剪开衣服，或暂时保留粘住的部分。如有水疱，不可将水疱弄破，以免引起感染。

泡：进一步浸泡于冷水中，可减轻疼痛及稳定情绪。但若烫伤面积大，年龄较小，则不必浸泡过久，以免体温下降过度或延误治疗时机。

盖：用洁净的床单或纱布等覆盖受伤部位，不要在受伤部位涂抹酱油、牙膏、草药等，以免影响医护人员的判断和紧急处理。

送：除极小之烫伤可以自理外，最好送往邻近的医院做进一步的伤口处理。若伤势较大需要住院治疗，则最好送到设施条件好、经验丰富的烧伤专科。

5. 火灾

为了在遭遇灾难时能进行有效的自救和互救，每个家庭都应备有一只防灾包，放在易拿之处。在防灾包的选择上，双肩背包容量大，便于携带、耐磨，颜色以醒目为宜，正面最好是反光条设计，夜间能起安全警示作用。在家庭防灾包中，要准备的物品如下：

（1）电池、收音机、干电池、手电筒、急救和常用药品。

（2）易带、易保管的食品（如罐头、饼干等），以及瓶装饮用水。

（3）铲子、锤子、绳索、钳子、刀等防护和救生用品。

（4）应急衣物、毯子、塑料袋、打火机和少量日常用品。

（5）重要证件的复印件，如身份证复印件、保险单据及银行存折复印件等。

（6）重要电话号码和信息、书籍等。

二、日常起居安全相关要点

精神疾病患者在幻觉妄想支配下，可能会出现攻击他人、自杀、毁物等行为。还有的患者不承认有病，不安心留在家里，常伺机外走。因此，对患者的安全管理十分重要。在患者症状明显或病情不稳定的阶段，要有专人看护，有严重自杀企图和外走观念的要不离视线，一切对患者生命有威胁的物品不能带入患者的房间或活动场所。

三、相关危险物品

（一）易碎品

比如玻璃水杯、保温杯、玻璃镜片、硬塑料物品、开水瓶等。物品碎裂后会形成锋利的边缘，对人体造成伤害，对于存在自伤、自杀念头的患者，这些物品均可作为自伤、伤人的工具。

（二）利器类

所有的刀具物品，包括水果刀、剪刀、刮胡刀、指甲刀，还有筷子、缝衣针、毛线针、碟片等。这些边缘锋利和尖锐的物品，患者也可作为自伤、伤人的工具。

（三）绳索类

危险物品有鞋带、皮带、围巾，还有各类电子设备的充电线等。这些条状的物品容易被忽视，它们的危险性不亚于易碎品和利器，也可能成为患者自缢的工具。

（四）药物类

降压药、降糖药等，这些药物也要严加管理，不能让患者自己保存，以防出现意外。

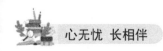

（五）贵重物品

包括各类首饰、证件和电子设备等。这些物品虽然不属于危险物品，但很容易丢失，平时应妥善保存。

（六）易燃易爆类

像打火机、各种罐装气体喷雾等，特别强调打火机，打火机虽小，但它带来的是巨大的消防安全隐患，绝不能轻视。

（七）家庭保管危险物品

一切对患者生命有威胁的物品均属于危险物品。患者使用刀、剪、针等物品时，要加强监护或代为处置，用完后及时收回，对这些物品的数量要心中有数，如有缺少及时查找。患者房间避免有利器类、绳索类及易燃易爆物品。

四、人也会"冬眠"吗

众所周知，一些动物有冬眠的习惯，每年霜降之后，随着气温的降低，鼹鼠、穴兔、刺猬等都躲入了洞穴，进入一种不吃不动的休眠状态，此时动物的体温下降，呼吸和心率速度减慢，新陈代谢降到最低点，陷入昏睡状态。那么，人会"冬眠"吗？当然，人是不会"冬眠"的。但是人类有一种状态跟动物的冬眠状态非常类似，即木僵状态。

1. 什么是木僵

其实木僵是指患者的动作和行为明显减少或抑制，并常常保持一种固定姿势。严重的木僵称为僵住，患者不言、不语、不动、不食，面部表情固定刻板，保持一个固定姿势，僵住不动，大小便潴留，对刺激缺乏反应。轻度木僵称为亚木僵，表现为问之不答、唤之不动、表情呆滞，但在无人时能自动进食，自动解大小便。木僵常见于精神分裂症，也见于抑郁症、反应性精神障碍及脑器质性精神障碍等。

2. 木僵的分类及表现

木僵也可分为多种类型，不同的类型表现及症状也不尽相同。

最严重的木僵常见于精神分裂症的紧张性木僵。

严重抑郁症时也可能出现木僵，但一般程度较轻，如与患者讲述不愉快的事，可以引起患者表情的变化（如流泪等），称为抑郁性木僵。

突然的严重的精神刺激可引起心因性木僵，一般维持时间很短，事后对木僵时的情况不能回忆。

脑部疾病，尤其是第三脑室及丘脑部位的病变，也可引起木僵，称为器质性木僵。

3. 木僵的预防

（1）加强学习：日常学习中初步了解木僵的概念及发病的原因，减少因模糊观念而产生的焦虑和抑郁，从而积极配合治疗及护理，争取家庭及社会支持。

（2）环境安全：日常生活中远离危险物品，如刀、绳、剪刀等锐利物品、玻璃器皿等。室内门窗必须有安全防护措施，从而保障居住及周围环境安全。

（3）避免刺激：避免精神上刺激患者，保证心理健康，可以鼓励患者适当参加社会活动，督促日常饮食及生活，按时服药，定期复查，正确对待疾病，充满信心地面对未来。

4. 木僵的应对

一旦发生，立即就医，在医生指导下进行治疗与护理。

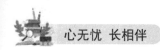

（1）照顾好患者饮食起居，发生时做到不能过于紧张，不可进一步去刺激患者，让患者尽快平静下来，得到休息。

（2）木僵高度抑制时可突然出现兴奋、躁动、伤害他人，同时也要防止其他的人攻击或伤害。如果患者在夜深人静时出现独自下床活动的情况，发现后应立即保护患者安全。

（3）预防压疮：由于木僵患者终日卧床，不语不动，要注意定时给患者翻身及按摩，并保持床单位的平整及干净，做好皮肤护理，骨突出处垫气圈，防止压疮形成。

五、患者安全齐关注，预防跌倒是首要

那么我们首先来了解一下，何为"跌倒"？

跌倒是指突发、不自主的、非故意的体位改变，倒在地上或更低的平面上。

（一）跌倒有哪些危害呢

（1）一般损伤：如软组织损伤。

（2）严重损伤：骨折甚至死亡。

（3）增加住院费用。

（4）后遗症影响生活质量。

（二）跌倒的高危人员有哪些呢

（1）年龄大于 65 岁的患者。

（2）曾有跌倒史者。

（3）贫血或血压不稳定者。

（4）意识障碍、失去定向感者。

（5）肢体功能障碍。

（6）营养不良、虚弱、头晕者。

（7）步态不稳者。

（8）视力、听力较差，缺少照顾的患者。

（9）服用利尿药、泻药、镇静催眠药、降压药的患者。

（三）跌倒的高危因素有哪些

1．生理因素

步态的稳定性下降和平衡功能受损，尤其是老年人中枢控制能力下降，对比感觉降低，躯干摇摆较大，反应能力下降，反应时间延长，平衡能力、协同运动能力下降。

2．疾病因素

（1）神经系统疾病：卒中、帕金森病、外周神经系统病变、昏厥、眩晕、惊厥、偏瘫及足或趾的畸形，影响机体平衡功能、稳定性、协调性，导致神经反射时间延长和步态紊乱。

（2）心血管疾病：体位性低血压（又称直立性低血压）、脑梗死、小血管缺血性病变等。

（3）影响视力的眼部疾病：白内障、偏盲、青光眼、黄斑变性。

（4）有的老年人泌尿系统疾病或其他因伴随尿频、尿急、尿失禁等症状而匆忙去洗手间还有排尿性晕厥等也会增加跌倒的危险性。

3．药物因素

（1）精神类药物：抗抑郁药、抗焦虑药、催眠药、抗惊厥药。

（2）心血管药物：抗高血压药、利尿剂、血管扩张药。

（3）其他：降糖药、非甾体抗炎药、镇痛剂、多巴胺类药物、抗帕金森病药。

4．心理因素

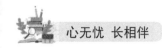

沮丧易削弱患者的注意力，导致患者对环境危险因素的感知和反应能力下降，害怕跌倒也使行为能力降低，行动受到限制，从而影响步态和平衡能力而增加跌倒的危险。

5．物理因素

暗的灯光，湿滑、不平坦的路面，在步行途中的障碍物，不合适的家具高度和摆放位置，楼梯台阶，不合适的鞋和行走辅助工具，卫生间没有扶栏、把手等。

（四）跌倒的防范措施

（1）协助患者改变体位时，宜做到醒后卧床 1 分钟再坐起、坐起 1 分钟再站立、站立 1 分钟再行走。

（2）患者穿合体的衣服，不宜穿拖鞋外出。

（3）帮助患者正确使用助步器、拐杖等辅助器具。

（4）对使用药物的患者，应观察用药后的反应及给予相应的护理措施：

①使用降压药应观察血压变化。

②使用降糖药应观察有无低血糖反应。

③每次使用镇静、安眠药后应立即卧床休息。

④使用精神科药物应观察意识状况和肌力，更换体位时应按老年人改变体位注意事项执行。

（5）沐浴时水温宜控制在 39~41℃，沐浴时间宜控制在 10~20 分钟。

（6）睡前应开启夜间照明设备。

（7）地面应保持干燥无障碍。

（8）浴室内应铺防滑垫。

不知道明天和意外哪一个会先来，只有防患于未然，才能让我们的患者更加安全、更加安心、更加安稳。降低患者的跌倒风险，帮助患者成为一个健康快乐的"不倒翁"。

六、特殊情况的应对

大多数的消极、冲动行为都可以防范，但是部分患者的冲动、消极意念及行动是突如其来的，防不胜防。还有的甚至是有计划的、刻意隐瞒的，那么意外事件就难以避免了。

家属要学会判断患者出现攻击行为的原因，要有耐心，态度友好，避免对患者作出无法履行承诺及否定患者症状与其争辩，避免过激语言及行为，对既往就有攻击行为的，家属更应注意这些方面，除了在日常生活中提高警惕外，还应与患者建立信任的关系。对于躁狂患者，多正面教育，以鼓励为主，善于诱导，并用转移注意力的方法引导其有益健康的方面，要防止多人围观。

家属如果碰到以下类事件，切勿慌乱，冷静处理，学习一些基本的急救技能，通知 120 或者医院的同时，在现场迅速进行急救。

（一）自缢

一旦发生，立即将患者身体向上托起，迅速解脱绳套，顺势将患者轻轻放下，平卧于地，解开衣扣及裤带，检查脉搏及呼吸情况。若呼吸、心跳停止，则立即进行人工呼吸及胸外按压，直到患者恢复呼吸，并同时拨打 120。

（二）外伤

当患者有外伤出血时，要检查出血的部位和种类，迅速采取止血措施并送医院进一步处理。如头部、上肢、下肢等较小动脉出血，

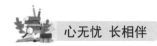

可采用指压止血法，即按压受伤动脉的近心端，阻止血流。如前额及头皮出血，可在耳前下颌关节处压迫颞动脉。上肢出血可压迫锁骨下动脉（锁骨上凹内 1/3 处），下肢出血可压迫股动脉（腹股沟中点），对四肢较大的动脉、静脉出血，用止血带止血，或者用带子扎在受伤肢体，做好标记，同时也要注意肢体缺血坏死。

（三）吞食异物

不要按摩腹部，安慰患者，了解异物的种类，检查口腔内是否有外伤，异物是不是卡在咽喉部。如异物较为光滑，一般可随粪便排出，家属可给患者吞食大量粗纤维的食物，如韭菜、芹菜等，以防异物对胃壁损伤刺激，并促进排出。在患者每次大便后检查有无异物排出。如吞食的是金属物件，家属需带患者至医院进行 X 线检查，寻找异物所在的位置，并且观察有无出血症状，如腹痛、腹胀、四肢发冷、柏油样便等。

（四）服毒

精神疾病患者可能会积存大量药物一次性服用或服农药，清醒患者第一时间进行催吐，并立即送医院进行抢救。

七、有效观察精神疾病的复发

（一）对疾病的认识情况

知道自己有病的患者，治疗依从性好，突然不承认有病，不愿意坚持门诊随访或服药，应考虑复发。

（二）睡眠情况

睡眠与病情有密切的关系，如果患者一改往日的习惯，睡眠过多或过少，或睡眠节律颠倒，可能是复发早期的表现。

（三）情绪状况

如果患者变得比平日烦躁，焦虑，容易发脾气，或者情绪表现得又紧张不安，好像有什么重要的事情即将发生，注意要分析原因。如果没有明显诱因，可能是复发的迹象。

（四）生活和工作情况

如果原来的生活、工作由主动而变得被动，做事有始无终，效率下降，懒散，独处，不讲究个人卫生，疏远亲人，社交兴趣减少等，都是疾病可能复发的迹象。

（五）精神症状复现

如果患者表现得敏感又多疑，或是又重提过去病中所说的事情，或出现一过性的幻觉妄想，表现为自言自语、自笑或言行举止明显异常等应立即至医院就诊。

（六）躯体情况

如果患者感不适，主诉头痛、头晕、注意力不集中、记忆力减退等，应判断是躯体不适、药物不良反应，还是疾病复发的先兆。

在患者出现上述某一种或某一些症状时，家属应提高警惕，判断是否疾病复发，给予患者关怀及安抚，主动与患者进行交谈，了解患者在想什么，有什么异常感觉，最重要的是陪同患者至医院进行就诊。

编者：胡晓芬　滕秀菊　朱幸佳　杨洁

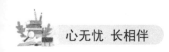

第三章　服药篇

一、常见药物及其不良反应

（一）抗精神病药物

药物治疗是精神疾病的主要治疗方法，所以要保证药物按量服入。

抗精神病药物是一组用于治疗精神分裂症及其他精神病性精神障碍的药物。通常的治疗剂量并不影响患者的智力和意识，能有效地控制患者的精神运动兴奋、幻觉、妄想、敌对情绪、思维障碍和异常行为等精神症状。

1. **典型抗精神病药物**：以氯丙嗪为代表，主要不良反应：口干、直立性低血压、心动过速、困倦、皮疹、震颤、肌强直、静坐不能及闭经，偶尔有药物肝功能异常及粒细胞减少等严重不良反应。当患者饮水适量后仍感到口渴，突感头晕并血压偏低，未剧烈运动或其他诱因导致脉搏过快，睡眠好但感觉疲乏，身上皮肤有不明红点，不能静坐或静卧、反复原地踏步等均需警惕。

2. **非典型抗精神病药物**：以氯氮平为主，主要不良反应：流涎、镇静、心动过速、低血压、抽搐和粒细胞缺乏症。当患者流口水、非自然平静状态、脉搏高于正常值、血压低、不自觉抽搐时需警惕。

（二）抗抑郁药

抗抑郁药是指治疗各种抑郁障碍和能够预防抑郁复发的一类药物，但不属于中枢神经兴奋药，不提高正常人情绪。三环类抗抑郁药：常用氯丙咪嗪、阿米替林、多塞平。不良反应：当患者出现口干、便秘、视物模糊、尿潴留、嗜睡等情况时需注意。

（三）心境稳定剂

心境稳定剂又称抗躁狂药，是指对于躁狂发作具有治疗作用，并对躁狂或抑郁发作具有预防复发的作用，且不会引起躁狂与抑郁相互转相或导致频繁快速循环发作的药物。经典心境稳定剂碳酸锂的不良反应：消化道不良反应、神经系统不良反应、甲状腺功能减退症及肾功能损害、白细胞升高。当患者出现恶心、呕吐、食欲缺乏、腹胀、口干等情况时需警惕。

（四）抗焦虑药

抗焦虑药是指人体使用后，在不明显或不严重影响中枢神经系统其他功能的前提下，选择性地消除焦虑症状的一类药物。

1. 苯二氮䓬类：地西泮。不良反应：头晕、嗜睡、乏力及胃肠道反应。患者出现以上症状时需注意。

2. 非苯二氮䓬类：丁螺环酮、氟哌噻吨美利曲辛。不良反应：失眠、短暂不安、锥体外系反应。当患者出现睡眠差、情绪波动、颜面部局部性痉挛等现象时需警惕。

二、患者服药的常见问题

（一）患者不吃药怎么办

1. 患者不吃药有如下常见情况：
（1）否认自己有病，不愿服药；
（2）患者认为药物有毒，家人要毒害她/他；
（3）能耐受药物不良反应，常表现出拒药和藏药行为。

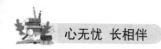

2．干预办法如下。

（1）患者的药物应由家属保管，服药要有专人督促检查。

（2）每次服药后要检查口腔及指缝，以防藏药或吐药，特别要注意防止患者蓄积药物后一次吞服自杀。

（3）患者不愿服药时不建议将药混在饭菜中服下，可能会导致患者的不信任和妄想。

（4）服药后出现头晕、口干、流涎、便秘等一般性反应，无须特殊处理，如出现双手震颤、坐立不安、动作迟缓、吞咽困难等，要去医院，医生会给予相应的处理。

（5）服药的剂量应严格遵守医嘱，不要随意加量或减量。服药后要适当休息，不要从事高空作业或驾驶等工作，防止意外发生。

（二）怎样预防患者藏药

积极了解其藏药的原因及常用的藏药方式，然后针对其原因及方式采取护理对策。加强健康教育，让患者了解精神疾病知识，提高对精神症状的辨别能力，从而强化自制力，结合病情指导患者做自我监督，调动患者服药的主动性。预先告知患者服用的药物可能出现的作用，以及预防和减轻不良反应的方法，并强调药物的治疗作用。在家庭服药后，监督患者不要立即起身活动，静坐 10～15 分钟，观察无异常，方可离开座位。营造家庭配合、信任的家庭关系，共同为患者藏药后的行为作出努力，帮助患者建立心理信任感。

（三）患者过量服药怎么处理

药物吃过量了可通过多饮水、催吐、洗胃等方法帮助改善。

1．**多饮水**：药物吃过量的时候一定要注意保证充足的饮水量，适当饮水可帮助提高身体的新陈代谢，促进药物代谢废物的排出，减轻药物的毒副作用。

2．**催吐**：如用手指探咽喉处，可反射性引起呕吐，可以将吃进去的药物吐出来。

3．**洗胃**：如果药物吃过量的情况比较严重，建议尽快去医院的消化内科接受洗胃治疗。洗胃治疗可以减少药物在胃肠道中的吸收，尽量减轻对患者身体的伤害。

在吃药物之前一定要注意严格遵医嘱服用正确的剂量，还要检查药物的剂量及生产日期。如果出现吃过量的情况，一定要及时采取措施处理。

（四）吃药发胖了怎么办？有啥妙招呢？吃了药能生孩子吗

1．"孩子"不肯吃药该怎么办

我们将精神疾病患者看作遗落人间的小孩，当孩子生病却不肯服药该怎么办呢？为什么要坚持服药？在精神疾病的治疗中坚持服药是防止疾病复发、促进患者恢复社会功能的主要手段。然而，很多患者并未按照医嘱坚持服药，导致病情反复，治疗效果不尽人意。

不能坚持服药的原因：

（1）不能正确认识自己的疾病。

（2）担心药物的不良反应。

（3）出院后家属未能做好药物管理。

要知道，药物在精神疾病的治疗中起着至关重要的作用，而一些精神疾病患者尤其是发作期的患者很难自己正确服药，所以需要家人协助患者正确用药，这是治疗中的一个关键问题。不同时期、不同症状的精神疾病患者，其方法各不相同。

（1）**急性期**：急性发作期患者一般都无自知力，不承认自己有病，大多数人都不愿意服药。对此，一般只能耐心劝说，可找患者最信任的人来劝说，劝说时注意不要说"你有精神病应该服药"之类的话。有些患者不听劝说，拒服一切药物，这时可把无味的(氯氮平、氟哌啶醇等)药搅拌在饭菜里。但必须注意的是，这一方法不宜用于有被害妄想症的患者，因为这样做一旦被其发现，则会使其更加怀疑有人在饭菜里"放毒"而不肯进食。若以上办法均无法让患者把药物服下时，则应请医生把药物改为肌内注射。急性症状得到控制后，患者一般就肯服药了。

（2）恢复期：患者的服药重点在于不断加强其对坚持服药重要性的认识。一般来说，患者病情稳定后要坚持服药2~3年。很多患者出院后往往服一段时间的药就自行停药，其原因就是认为自己的病已经好了。也有患者家属因为对坚持服药的重要性缺乏认识，擅自同意患者停药。甚至还有家属反对患者继续服药，怕患者服抗精神病药物多了脑子会"变呆"，或影响肝功能。其实，这些担心是完全不必要的。

我们主张患者在恢复期维持治疗期间，一定要定期到门诊检查，以便于医生根据病情调整药物，使药物作用恰到好处，不良反应也减少到最低限度，这样患者也乐于坚持服药。有些患者因为服药后出现不良反应而不愿服药，这一点有必要予以解释：服药后仅有嗜睡、动作呆板、便秘、肥胖是较轻微的不良反应，不需治疗处理。如出现头颈歪斜、坐立不安、四肢颤抖这些症状，则是较严重的不良反应，必须在医生的指导下调整或减少服药剂量。一定要按医嘱服药，不能自己随意增减或不规则服药。突然停药可以出现药物戒断反应，而停药后突然服药又会出现较大的不良反应，而且容易发生意外。

用药注意点：

（1）药物管理：药物一定要由他人保管，不能交给发作期间或无自知力的患者，由健康人按时按量交给患者服下，看患者真正将药服到胃中方可离去。应警惕患者将药藏于舌下、两颊部、手指缝等地方，避免意外事故的发生，还应注意患者将每次药量藏匿起来集中一次服下，造成悲剧。

（2）遵医嘱服药：用药不能随意，应按医嘱服用。如需要增减药物也必须经医生同意，如随意增加剂量，不仅容易发生意外，还增加了药物的不良反应。精神疾病的康复并不是剂量越大越好。如随意减药量，不仅达不到治疗目的，还容易使病情复发。要掌握服药期限，不能想吃就吃，不想吃就不吃，首次发病一般病程为2~3个月，病情好转可缓慢减量维持治疗，加药量也不能太快，减药量也不可过快，更不能突然停药，维持治疗时间不少于2年。第2次复发者维持服药2~4年。如病情好转可逐渐减量。复发3次以上者需终身服药。

（3）适当用替代药物：如长期服用一种精神药物，容易在体内蓄积造成中毒，因此可用另一种同类药物替代，替代一段时间后再服用原药。

（4）定期检查血常规和肝功能：1~2个月检查一次。

（5）了解常见的不良反应：了解精神药物的不良反应，有利于预防和纠正它。服药初期，可出现头晕、无力、嗜睡等症状。如服氯丙嗪的患者，有可能出现在起立或起身时突然晕倒，这是氯丙嗪的降压作用使大脑一时供血不足造成的，让其平卧片刻即可恢复，并嘱患者以后起身要缓慢，如有其他不良反应及时报告医生。

为什么吃了药会发胖？全是药的"错"还是药背了锅？

从患者自身来说，有些患者存在多食、贪睡、少动等病理征象，有些患者本身存在内分泌和脂肪代谢的紊乱，有些患者在患病后过量补充营养物质，这些都有可能导致体重增加。当然，药物也是引起肥胖的因素。

体型的改变对精神疾病患者来说无疑是"雪上加霜"，会影响患者的形象，增加患者的自卑感，但如果贸然停止服用药物，必将影响疾病的康复进程，甚至导致病情反复。故患者断不可因为药物不良反应而擅自停药，一定要与医生沟通后共同制订下一步的治疗方案。

2. 那么对于发胖，有什么妙招呢？方法如下

（1）调整饮食＋运动，养成好的饮食习惯，保证每日三餐规律进食。早餐要吃好；午餐可以丰盛一些，以八分饱为宜；晚餐不建议吃太多，以六分饱为宜，同时进餐时间不要太晚，一般人睡前4小时内就不要再吃东西。注意饮食结构的调整，尽可能减少高热量食物的占比，适量增加蔬菜、水果、杂粮等。同时要保持规律的生活节奏，在保证充分休息的前提下减少睡眠时间，增加运动量和体力劳动，如每天进行半小时慢跑、快走、打球等，做力所能及的家务活。病情缓解后，应尽早恢复正常的学习或工作，并且多参加有益的社会活动。

（2）调整治疗方案，在开始服药前就监测体重、腰围和血糖、血脂等代谢指标，向医生告知疾病家族史，方便医生在制订治疗方案时考虑到体重增加的相关风险因素。在服药期间，继续定期监测相关代谢指标，了解身体变化。抗精神病药物引起的体重增加，通常出现在开始药物治疗的前几个月，之后体重会趋于稳定。体重增加后可以联系医生，医生会在保持病情稳定的前提下，调换对体重影响较小的抗精神病药物，或者联合使用一些其他药物来协助管理体重，如二甲双胍。

（3）针灸临床实践表明，在服用抗精神病药物的基础上，对足三里、大横、梁丘、腹结、天枢、中脘、上巨虚、期门、太冲、行间等穴位进行针灸治疗，可起到疏通经络、活血化瘀、调理气血、双向调节内分泌、加速脂肪分解代谢、减轻体重的作用，同时也可调理患者的心神，对稳定病情也有积极作用。针灸治疗通常每天进行 1 次，10 次为 1 个疗程，4 个疗程可显效。

需要提醒的是，精神疾病患者的病情较复杂，个体差异化明显，故上述方法不可照搬，最终干预措施还请听从主治医生的建议。

3. 患者得病了吃了药还能生孩子吗

可以生孩子。从发病统计来看，青壮年的发病率要远远高于其他年龄段，而青壮年正处于人生的黄金时期，很多患者在接受治疗时还要解决结婚、生子等人生大事，对于治疗期间抗精神病药物的应用是否会对胎儿产生影响一直是患者、患者家属经常询问并想要得到确切答案的问题。一旦肯定抗精神病药物对胎儿的影响，很多家庭会以孩子健康为主，放弃用药，这样会导致精神疾病患者病情反复发作，导致其错过最佳的生育期。

从优生学角度考虑，一般不主张妊娠期特别是妊娠早期使用抗精神病药物，但由于精神疾病患者需长期、系统用药，突然中断用药可能导致病情复发。因此，权衡利弊，告知家人后可以慎重用药。药物的选择取决于患者的具体情况，尽量保持单药治疗。焦虑障碍首选非药物处理，地西泮及阿普唑仑因不良反应及撤药反应不作首选。

严格按时按量遵医嘱服药。建议：

（1）在专业医生指导下治疗；

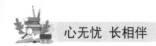

（2）选择安全性好的药物，并尽量降低剂量；

（3）严密监测，分娩后母亲可服药，放弃哺乳。

（五）是不是所有病都可以打针？哪种效果更好

不是所有病都可以使用长效针剂治疗，长效针剂治疗较常适用于精神分裂症患者。在使用抗精神病药物长效注射针剂之前，首先要确定患者对于药物的活性成分具有良好的耐受性和治疗反应性，也就是说没有严重药物不良反应，具有较好的疗效。通常需要口服抗精神病药物几周后，能够确定疗效和耐受性，才考虑进行长效针剂的肌内注射治疗。

打针和服药没有绝对说哪种治疗方式更好，要根据具体情况来定，从治疗效果来看，两者没有太大差别，只要方案合适，且能按时按量完成，基本都有治疗效果。口服用药主要适用于治疗依从性好、家庭监督能力强的患者。长效针剂适用于治疗依从性差、家庭监护能力弱或无监护的、具有肇事肇祸风险的患者。长期服药效果好？还是打针效果好？要具体事物具体分析，家属和患者都要到正规医院进行询问检查，只有认真配合治疗才能早日恢复健康。

三、常见不良反应的识别和处理

（一）吞咽困难

可引呛咳或噎食，伴咀嚼困难。

处理：进食时要缓慢，避免进食过硬或带刺食物，为防止噎食，应避免食用整个白煮蛋、大块红烧肉等易引起噎食的食物。吞咽困难严重者可给予半流质或流质饮食。

（二）便秘和尿潴留

排便困难或长时间小便排不出。

处理：排便困难患者平时多饮水，多吃粗纤维食品，多食水果和蔬菜；鼓励患者适当运动，必要时遵医嘱给予导泻药物；排尿困难可热毛巾敷下腹部，注意温度及皮肤情况，防低温烫伤；也可给予听流水声。若长时间无法解出小便应及时就医。

（三）体位性低血压

使用吩噻嗪类或三环类抗抑郁药物常易发生体位性低血压。

处理：告知患者不要突然站起，尤其是长期卧床的患者和患有高血压的老年人，在站立时动作应缓慢，在站立前先做准备动作，做好体位转换的过渡动作，即卧位到坐位，坐位到站立位。若站立后如有头晕感觉，应及时蹲下或背后墙壁等，预防受伤。

夜间起床大小便容易引起体位性低血压，家中床边备便盆，不宜单独起夜。合理饮食，补足营养，坚持适当的体育锻炼。使用抗高血压药、镇静类药、抗肾上腺素药、血管扩张药物时，提高警惕，及时观察患者病情变化，做好健康教育。一旦发生体位性低血压，应立刻将患者抬放在空气流通处。将患者头放低，松解衣领，适当保温，一般很快苏醒。对发作持续较长而神智不清楚的患者，可手掐百会、人中、十宣。若患者病情严重，及时拨打 120。

（四）皮疹

皮疹多发生在面部、颈部、胸部和后背。严重时可蔓延全身。

处理：红疹局部不可抓挠，避免刺激，并立即求医。

（五）白细胞减少

以服用氯氮平者多见。

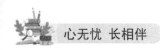

处理：注意保暖，并遵医嘱服用升白细胞药物。定期复查。

（六）碳酸锂中毒

如有严重的呕吐、腹泻、脱水、睡眠过多，防止碳酸锂中毒，要立即就医。

（七）服药后便秘

平时可以让患者少量多次饮水，每天饮水量达到1200毫升。平时多吃粗纤维的蔬菜、杂粮，以促进胃肠蠕动，忌辛辣刺激的食物。可早晨空腹喝杯蜂蜜水，有促进排便作用。嘱患者平时适当活动，不要久坐，可以散步、骑自行车、打太极拳等。每日可顺时针方向按摩下腹部10分钟，以促进肠蠕动。让患者养成每天定时排便的习惯，每天固定时间即使没有便意也去卫生间蹲一会儿，时间长了就会形成条件反射，会每天有大便。便秘时间长的患者可以使用开塞露或甘油灌肠剂通便，注意不要长期经常使用。可以在医生的指导下适当吃些通便药或喝些通便茶。

（八）服药后坐立不安

当患者长时间坐立不安，并出现眼睛上翻、斜颈、肢体抖动等，可能是由于抗精神病药物引起的，应及时就医，听医生嘱托调整药物，不可自行擅自改药。患者服药后坐立不安，也可能是由于内心惶恐不安、没有安全感等造成的，家属应给予陪伴和呵护，多沟通增强其对生活的信心，可以有效改善患者坐立不安的情况。

平日向患者解释药物治疗与不良反应之间的关系，使其消除紧张心理，能配合治疗。鼓励患者多参加一些工娱活动，转移其注意力。平时做适当的户外运动，如可去公园散步，呼吸新鲜空气，放松心情。教患者学会使用放松技巧，如情绪紧张时，可做深呼吸，听放松心情的歌，有助于舒解压力，消除焦虑和紧张。

保证睡眠的充足有利于病情的好转，缓解紧张和焦虑的心理压力。为患者制订合理的作息时间，并按作息时间就寝，保持环境的安静，保持室内温度适宜与通风，睡前不进行刺激性的谈话和激烈运动，泡脚、喝热牛奶有助于睡眠。

（九）服药后月经失调

部分患者在服用抗精神病药物后，可能引起月经不调，甚至出现闭经。首先应去医院进行相关的妇科检查，排除是否为其他妇科疾病引起的月经失调。若单纯是药物引起的月经失调，可听医生建议改药，并通过中药治疗及针灸治疗等改善患者月经不调的状态。

如长期的心情压抑、生闷气或情绪不佳，也会影响到月经。患者需保持精神愉快，避免精神刺激和情绪波动。缓解精神压力，可以做些全身运动，如游泳、跑步，每周进行 1~2 次，每次 30 分钟。在经期中可选择运动量低的运动，可选择慢跑、体操等。日常作息不要熬夜，以免影响生理节律及内分泌协调性。多食用一些具有减压作用的食物，如香蕉、甘蓝、土豆、虾、火腿、西红柿等。

女性经期受寒，会使盆腔内的血管收缩，导致卵巢功能紊乱，可引起月经量过少，甚至闭经。故患者在经期时，要注意保暖，避免淋雨、涉水、喝冷饮等。患者应注意个人卫生，经期中洗澡可选择淋浴，内裤要柔软棉质，要勤洗勤换，换洗的内裤要放在阳光下晒干，预防感染。

（十）服药后泌乳

患者服药后出现泌乳的情况，首先要告知患者不要惊慌，部分抗精神病药物会有泌乳的不良反应。发生泌乳后及时到医院接受检

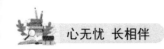

查，在专业的医生建议和指导下调整用药。催乳素高者应注意禁止服用口服避孕药。

在日常生活中可以适当多吃一些清淡的食物，在日常饮食上可以多吃一些新鲜的水果，同时注意营养均衡，荤素合理搭配，避免辛辣刺激的食物。加强皮肤的清洁，保持良好的情绪。

（十一）服药后头晕

服用抗精神病药物的患者，建议服用完药物后适当休息，不要剧烈运动，看头晕症状是否得以缓解。多喝水，促进药物代谢。向家属宣教药物治疗可能出现的不良反应，使其消除紧张心理。在日常生活中注意防寒保暖，不要吃生冷食物和水果等，乐观面对生活，避免精神刺激，保持情绪稳定。

（十二）服药后口水增多

告知患者服药后口水增多是药物不良反应所致，不要紧张，可以对症处理。平时可以随身携带面巾纸，经常擦拭。晚上睡觉时可以在枕头上垫上毛巾，及时更换。平时适当多饮水，以补充水分。饮食清淡，忌辛辣刺激的食物，避免进食酸性的刺激流口水的食物，如话梅。

（十三）服药后手抖

加药过程要缓慢，从小剂量开始加药，缓慢加药可以减轻可能引起的手抖症状，还有服药剂量不要过大。有一些药物，在吃药的早期会出现急性的手抖症状，因为会引起帕金森样的症状，尽可能早点停药或改药就可以改善症状。患者平时可以多进食富含营养的食物，如小米粥，能够补充能量。避免进食辛辣刺激性食物，否则可能会加重不适的症状。

四、家庭如何保管抗精神病药物

（一）收藏

要把患者的药收藏在患者自己拿不到的地方，必要时要加锁。按患者每天或每顿所服的药量包好、放好，按时交给患者服用。其余药品一律不得放在明处，绝对不可让患者自己保管，随意服用，以免患者误服或有意大量吞服药物而发生意外。

（二）避光

许多药物经过阳光照射，往往会变质失效，抗精神病药物也不例外。因此，在保管时必须注意避免光照，特别是日光照射。

（三）防潮

口服的抗精神病药物在与水接触后或在潮湿地方放置时间太久，就可能因吸湿而潮解，因而变质失效。所以应将药物放在干燥通风的地方，防止受潮。

（四）分类

把所保管的药品分门别类地放好，药瓶上贴好标签写清楚所装药品的名称、剂量和服用方法，便于按时、按量为患者取药，以减少拿错药、吃错药的机会。

（五）检查

家属应该定期检查患者所服的药品，看品种是否齐全。如果药快要服完，应及时带患者到医院复诊或去医院为患者取药，保证患者连续服药不间断。还要检查药品是否过期失效，是否变质，发现有变质失效的药品应随时清理，免得因药品失效而贻误治疗。

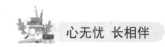

五、出院患者服药相关注意事项

有许多患者其实已经不是首次发病了，可能是 3~4 次甚至更多，很多患者存在的一些疑问，如"我明明已经停药很久都好好的，为什么突然又不行了"。那么是什么原因导致的患者多次反复发病？一部分可能是家庭产生一些负性事件，一部分是外界带来的各种刺激，还有一部分则与未遵医嘱规律服药有关。

不少精神疾病患者在症状缓解之后，就不肯再服药物，也包括一些住院患者，因为药物的不良反应会导致肥胖、便秘、长痘，甚至嗜睡，有的家属也认为"病已痊愈""是药三分毒"，既然已经好了，就停止监护，中断药物治疗。由于没有坚持药物的巩固治疗，常常会导致疾病复发，从而前功尽弃。药物必须在身体里达到一定的浓度，疾病才能得到控制，药物被吸收后，血液浓度开始升高，到一定水平才开始产生疗效。当自行减药停药后，药物在体内浓度下降，无法达到治疗效果，从而导致疾病的复发。

那是否需要终身服药？首先要具体情况具体分析，不能自己随意决定，临床指南推荐，第一次发作需要治疗 1~2 年，在 1~2 年时间里面能不能停药、怎么停、什么时候停，都需要医生经过专业的评估来判断。如果再次发作，则需要治疗 3~5 年，多次发作则建议长期服药治疗，具体还是要遵医嘱来进行治疗。再则一些患者出院后家属即不做监护也不做监督，由患者自行服药，单独居住并自行随访，这样即无法得知患者服药规律，也无法得知患者作息规律，纵使患者复发，也无法探查到一些蛛丝马迹。

所以，坚持服药对患者身体健康有着重要的作用，特别是精神疾病患者病程长且复发率高，坚持服药，遵医嘱定时定量，可以有效降低复发率，减少住院次数，提高生活质量。

六、出院后患者按照医嘱吃药，会不会复发

精神疾病作为临床上常见的一种病因尚未明确的慢性疾病，具有病程迁延、反复发作的特点。当疾病发作次数较多时，将对其人格和意识功能造成严重影响。同时，对患者家庭和社会的损害亦会随着发作的次数增多而加重。目前，针对大多数精神疾病患者主要采用药物治疗，但效果缓慢，通常情况下需要维持用药数年。

部分首次发作的精神分裂症患者，会在 1 年之后再次复发，再次入院率在 1/3 左右，如果将患病后的时间扩大到 5 年，精神分裂症从首发到 5 年之后的复发率进一步增高，可以达到 70% 左右。因此，部分患者只发作 1 次，不再复发，而更多的患者，即 70%~80% 的患者会有第 2 次，或者后面更多次的症状反复或者复发。

大多数精神分裂症的复发与自行停药有关。坚持维持量服药的患者复发率为 40%。而没坚持维持量服药者复发率高达 80%。因此，患者和家属要高度重视维持治疗。此外，要坚持定期门诊复查，使医生连续地、动态地了解病情，使患者经常处于精神科医生的医疗监护之下，及时根据病情变化调整药量。通过复查也可使患者及时得到咨询和心理治疗，解除患者在生活、工作和药物治疗中的各种困惑，这对预防精神分裂症的复发也起着重要作用。

除了采用药物不让精神分裂症复发，精神分裂症患者的家属及周围人要充分认识到精神分裂症患者病后精神状态的薄弱性，帮助安排好日常的生活、工作、学习。经常与患者谈心，帮助患者正确对待疾病，正确对待现实生活，帮助患者提高心理承受能力，学会对待应激事件的方法，鼓励患者增强信心，指导患者充实生活，使

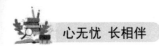

患者在没有心理压力和精神困扰的环境中生活。

　　　　　　　　　编者： 施美丽　滕秀菊　孟维琳　范勰嫣

第四章　饮食篇

一、患者不愿吃饭怎么办

患者受幻觉、妄想支配，有的时候饮食方面也会出现一些问题。

患者拒食原因多种多样，首先要了解原因，对症处理，常见的原因有：怀疑食物中有毒；自罪自责不愿进食；过分躁动；怀疑胃肠烂掉的疑病妄想；偏食习惯；身体虚弱的进食困难。

要千方百计让患者进食，如果实在是不能进食，应及时去医院就诊，采用鼻饲或者营养品静脉注射的方式。

对于拒食患者，为解除患者疑虑，需要耐心劝说，集体进食，也可让患者参与餐食制作。首先，应耐心解释劝说，根据实际情况顺应患者，使患者的心理及现实要求暂时得到安慰和满足。其次，根据进食障碍的原因进行对症照顾，从而诱导患者进食。对怀疑有人下毒的患者，可以让患者自己选择食物或者参与分配食物，制作食物。必要时看护者可以亲自尝给患者看。受幻听影响的患者，在进食时，多跟患者讲与饮食有关的话题，多用增进食欲的语言，避免提及幻听内容。诱导患者进食；对罪恶妄想的患者，可以将饭菜搅拌后再端给患者，让患者觉得是残汤剩饭，诱导患者进食；对有幻嗅、幻味的患者，可按照患者的要求给予糕点、水果等。平时要关心体贴患者，取得患者信任。劝说患者进食注意不限定患者的进食时间。对严重拒食的患者，应及时就医。

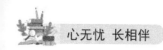

二、患者暴饮暴食怎么办

进餐前可把患者的饭菜事先准备好，使用餐盒定量就餐。可使用少量多餐的方式，减少患者的饥饿感。家庭成员一起进餐，进餐时观察患者的进食情况，告知患者勿进食过快，细嚼慢咽。对劝说不听者，必要时可喂食。

三、进餐安全注意事项

（一）避免暴饮暴食和贪食

暴饮暴食和贪食多见于躁狂症、精神分裂症、抑郁状态的有些时候，以及一些在外面无人照顾经常处于半饥半饱的患者。对贪食患者进食时必须有专人照看，限制饮食量，劝说其细嚼慢咽，防止噎食。也要防止其抢夺其他人的食物，暴饮暴食，引起急性胃扩张等并发症。

（二）异食的管理

异食多见于严重衰退的患者，患者喜欢吃垃圾、脏东西，虽经多次劝说，仍喜欢偷食，经常异食可引起全身营养不良或消化道感染等不良后果，所以对异食的患者，应加强管理，给予行为矫正，多督促其参加集体活动，把注意力放在有意义的事情上，如看新闻、家属陪同外出走走、多与亲友聊天等，必要时约束管理或寻求专业机构帮助。另外，加强饮食照顾，调制可口营养的食物，保证进食量，以改变异食的不良情况。

（三）吞咽困难的管理

吞咽困难多见于服用吩噻嗪类药物的患者，也见于精神运动性抑制的患者，对吞咽困难的患者，进餐时必须专人护理，给予半流质或流质饮食，如面、粥、菜糊糊等。患者取坐位或半坐卧位，缓慢喂食。吞咽困难严重的患者禁止口腔进食，给予鼻饲饮食或静脉输液，保证摄入量。切忌患者在卧位时喂食，以防噎食或食物误入气管，导致不良后果。

（四）食欲不振的管理

主要受药物不良反应、消化系统疾病及不良情绪的影响，抗精神病药物对消化系统的副反应很多，如恶心、呕吐、腹泻、便秘等。上述症状常使得患者不思饮食，所以要加强对此类患者的护理。对呕吐的患者，呕吐后及时清除呕吐物并漱口；对腹泻的患者应给予流质或半流质无刺激易消化的食物。同时给予心理安慰。便秘时，粪便堆积在回肠和结肠内，可反射性地减弱肠胃运动，胃排空延缓，而使得患者无饥饿感，不思饮食。因此，对便秘患者，应鼓励多活动，多吃富含纤维素的蔬菜和水果，必要时给予开塞露或肥皂水灌肠。患者受不良情绪影响而出现食欲不振时，应分析不良情绪的诱因，尽量消除刺激源，不要要求患者在情绪不好的时候进食，待情绪改善后再劝导进食。对消化系统疾病患者，要积极治疗原发病。加强饮食护理。

四、食欲突然变好是病了吗

容易饿是一种什么体验？明明吃过饭没多久转眼肚子又开始咕咕叫，平时没做什么消耗体能的事情却老是觉得饿，如果突然的食欲大增，觉得饮食消化快，要警惕是否患病。

的确，有些人的肠胃系统十分强大，吃下去的食物很容易被消化，冷热酸甜都能吃，也不会出现肠胃不适的现象。而且有些人吃得很多也不容易发胖，基础代谢比较快，身体健康。但有些人胃口异常好，饭量大，却身形消瘦，容易疲乏虚弱，这类人的瘦和胃口好，则属于一种病态。所以胃口太好，也可能是病。

忽然食欲旺盛，总感觉疲劳、乏力、怕热、易出汗，且容易情绪激动，这可能不是吃多了那么简单，有可能是甲状腺疾病在作祟。若同时有眼球饱满且微微向外凸的现象，更要提高警惕。甲状腺功能亢进症（简称甲亢）主要由遗传因素、应激因素等参与而发病。预防甲亢应注意饮食有节、起居有常、情志愉悦、适量运动，以增强免疫力。

第二种情况是有些患者原本食量正常，到了40岁左右，突然变得食欲旺盛，容易饥饿，但体重却随着进食的增多而减轻了，总是大量喝水，频繁上厕所，这可能是患了糖尿病，要提高警惕。要特别关注腹部脂肪，定期做血糖检查，多运动适当锻炼身体。

还有一种特殊情况，有的患者食欲亢进，面部胖如满月，胸腹部脂肪堆积，四肢却不肥胖，有时反而消瘦，与肥胖的躯干形成鲜明对比。这种肥胖也叫中心型肥胖，典型特点是脂肪沉积以心脏、腹部为中心发展。患者的"好胃口"是超过身体所需的，因此导致肥胖。专家建议饮食宜清淡，多做太极拳、步行、游泳等不太剧烈的有氧运动，保持作息规律。

食欲突然变好也可能证明患者的身体其实是变好了，因为身体里面所需要的能量都是从食物当中获取出来的，所以说当患者的食欲突然变好，就证明患者可以从当中吸收更多的能量，就证明患者的体质在变化。缺觉时，身体会进入一种压力的状态，释放大量的瘦素，刺激身体的饥饿感，也会让患者瞬间感到饥饿和食量大增，这种情况也会使胃口变好。

五、我们的身体到底需要什么营养

随着生活水平的不断提升，餐桌上的食物越来越丰富，但在不断追求健康生活、健康饮食的当下，"今天吃什么"成了很多人的困扰。

我们的饮食伴随着经济的飞速发展，也经历了"吃饱—吃好—吃得健康"的转变。"营养"一词越来越多地出现在我们的生活中，并且常常和健康联系在一起，那它们到底是什么关系呢？简单地讲，营养是维持健康的基础，通过摄取食物中的营养素，转换利用，维持人体组织的构成，维持生理功能，维持心理健康及预防疾病发生。

目前已知，人体必需营养素有 40 余种，这些营养素均需从食物中获得。而平衡膳食能最大限度地满足机体能量和营养素的提供，并降低膳食相关慢性病发生风险。我们该如何平衡膳食，做到既营养又健康？新版《中国居民膳食指南（2022）》［也可参考中国居民平衡膳食宝塔（2002）］为我们每天三餐的健康饮食提供了指导，帮助解决"今天吃什么"的难题。

（1）谷薯类：谷类 200~300 克（其中全谷物和杂豆 50~150 克），薯类 50~100 克。提示：①目前我们的主食还是以精制米面为主，营养素含量很低。我们可以在大米中加入红米、紫米、燕麦、小米等粗杂粮。②红薯和土豆等薯类，也是主食的一部分，可以用来代替一部分精制米面。③制作面食时多用蒸、烤、烙的方法。

（2）蔬菜和水果：蔬菜 300~500 克，水果 200~350 克。提示：①一半以上最好是深色蔬菜，深色蔬菜营养价值高。②水果要每天吃，种类尽量丰富，不要用果汁代替水果。

（3）动物性食物：动物性食物 120~200 克（每周至少 2 次水产品，每天 1 个鸡蛋）。提示：①多采用蒸、煮的方法，营养丢失少。

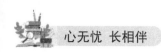

②吃鸡蛋不弃蛋黄。③畜禽肉烧汤时，既要喝汤更要吃肉。④少吃烟熏和深加工肉制品。

（4）奶类、豆类及坚果类：奶及奶制品 300~500 克，大豆及坚果类 25~35 克。提示：坚果不要过量，坚果脂肪含量高，吃多容易能量超标。

（5）油、盐、糖：油 25~30 克，盐＜5 克，添加糖＜50 克。提示：①经常更换食用油的种类以达到营养均衡。②不喝或少喝含糖饮料。

每天喝水 1500~1700 毫升，主动步行 6 000 步以上。

在我们每天摄入的各类食物总能量中，早餐、中餐、晚餐的能量应当分别占 30%、40% 和 30% 左右。只有平衡膳食，才能更好地保持身体健康。

六、服用抗精神病药物后便秘怎么吃

便秘是指各种原因导致排便次数减少、大便干结、排便费力。便秘也是抗精神病药物常见的不良反应之一。大部分药物对机体多个系统具有不良反应，尤其对消化系统影响较大，容易导致肠道功能紊乱而引起大便干结，同时会有排便困难的情况。

由于长期吃抗精神病药物导致便秘，要在饮食、饮水、运动等方面多加调整，增强肠胃蠕动，促进排便，改善便秘情况。

1．调整饮食

当出现药物引起的便秘时，少吃辛辣刺激的食物，适量增加膳食纤维的摄入。膳食纤维有很强的吸水能力和与水结合的能力，此作用可使肠道中的粪便体积增大，加快其转运速度。膳食纤维的主要来源：①谷薯类，如燕麦、红薯、山芋等；②果蔬类，如苹果、香蕉、韭菜、芹菜、菠菜等。

成人每天摄入膳食纤维以 25~30 克为宜，过多摄入会影响钙、铁、锌等元素的吸收利用。

2．一日三餐

（1）早餐，可以吃燕麦片、豆浆或牛奶，吃面食或香蕉、苹果等含纤维素和果胶比较多的食物，有润肠通便等功效。

（2）午餐，可以吃米饭或面食和芹菜、韭菜、菠菜等含纤维素比较多的蔬菜，忌食辛辣刺激和含油脂比较多的食物，饭后半小时吃苹果、梨、桃子等含纤维素和果胶多的水果。

（3）晚餐，以清淡饮食主，可以吃粥、蔬菜、水果。

3．适量运动

保持适量运动，如适当进行快走、慢跑等。运动可以促进肠蠕动，也有利于排便，缓解便秘症状。

4．其他方法

（1）增加饮水量以加强对结肠的刺激，每天饮水 1500~2000 毫升以上。

（2）养成良好的排便习惯，如晨起排便、有便意及时排便，但避免用力排便。

（3）可对腹部进行顺时针按摩，能够刺激肠道蠕动，从而缓解便秘症状。

七、服用抗精神病药物后发胖了该怎么吃

一般服用抗精神病药物并不会直接导致发胖，通常是由于抗精神病药物的不良反应，如影响食欲、导致困倦、嗜睡等因素间接导

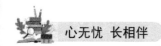

致。可以通过饮食调理、适当运动等方法进行改善。

（一）判断肥胖

体质指数（BMI）是世界卫生组织（WHO）推荐的国际统一使用的肥胖判断方法，计算公式为 BMI=体重（千克）÷[身高（米）]^2。中国居民的判断标准：18.5~23.9 为正常，≥24 为超重，≥28 为肥胖。临床上也经常用腰围来判断患者是否为中心型肥胖，主要因为内脏脂肪过多引起，测量的方法：呼气后，软尺绕脐上 2 厘米一周测量所得，男性腰围 85~90 厘米，女性腰围 80~85 厘米为中心型肥胖前期；男性腰围≥90 厘米，女性腰围≥85 厘米为中心型肥胖。

（二）饮食方式改善

抗精神病药物可能会影响到中枢神经系统，导致患者的食欲亢进，基础代谢降低，进食量明显增加，从而表现为服用抗精神病药物后发胖了。这种情况下，患者应限制高糖、高脂肪和低纤维素食品，可以适当地吃牛奶、鸡蛋等，摄入充足的蛋白质，规律进食，以控制体重。在正常情况下，成人每天盐的摄入量以 6 克为宜，食用油摄入量为 25~30 克。如果我们从菜肴中已经摄入了足够的油盐，又从主食里再摄入一部分，必然会为身体带来极大负担，因此应限制进食炒饭、包子、馅饼等含盐和含油的主食。鼓励精细米面中加入谷类、薯类、燕麦、豆类等，可以补充精致饮食带来的营养不良。膳食纤维可增加胃内容物容积而增加饱腹感，从而减少摄入的食物和能量，有利于控制体重。注意在有限的脂肪摄入中，尽量保证必需脂肪酸的摄入，同时要使多不饱和脂肪酸、单不饱和脂肪酸和饱和脂肪酸的比例维持在 1:1:1。保证丰富的维生素、矿物质和膳食纤维摄入，推荐每天膳食纤维摄入量达到 14 克/1000 千卡（1 千卡=4.1868 千焦）。

八、精神疾病患者的饮食禁忌

（1）禁止饮酒及含酒精类的饮料。酒精增加谷氨酸能，谷氨酸是兴奋性神经递质，引起氧化应激，产生自由基，引起神经氧化损害，给精神疾病患者带来极大的伤害。

（2）禁止吸烟。精神分裂症患者的伏隔核的多巴胺缺乏，引起快感缺失，为了刺激伏隔核多巴胺释放，"治疗"快感缺失，精神分裂症患者倾向于吸烟，故精神分裂症患者戒烟比正常人困难。然而，吸烟增加去甲肾上腺素能，去甲肾上腺素能增加躯体代谢，后者增加自由基水平，自由基引起神经元脂质过氧化，破坏神经元，抑制神经递质传导。当抑制中脑-皮质通路多巴胺传导时，引起阴性症状、认知和心境症状；当抑制皮质-边缘通路的 γ-氨基丁酸传导时，中脑-边缘通路的多巴胺能脱抑制性兴奋，引起阳性症状、唤醒和激越；而且吸烟会加快抗精神病药物的代谢，故应控制精神分裂症患者吸烟。

（3）禁止一些刺激性食物或饮品，如辣椒、洋葱、咖喱、肉桂、生姜、大蒜、芥菜、茶、茴香、咖啡，这种食物会增加神经的兴奋性，特别是躁狂型精神障碍患者应该注意。

（4）针对木僵、违拗的患者，应该劝说患者进食，必要时进行鼻饲流质饮食，如奶类、豆浆、稀饭、果汁、菜汁等。家庭成员应该患者床头备好适量安全食物，预防家里没有人的时候，患者可以使用。

（5）针对被害妄想的拒食者，除劝食外，应提供密闭包装食品，有条件的可让家庭成员提供符合口味的饮食。但应按规定配置，以达到一个合理的供应。

编者：周佳音　奚卓菲　唐慧慧　姚虹

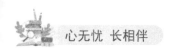

第五章　排泄篇

一、服药后老是便秘怎么办

1．便秘的原因

（1）药物因素：大多数抗精神病药物具有抗胆碱作用，可使肠蠕动减弱，导致便秘和麻痹性肠梗阻。抗精神病药物引起的药源性便秘在临床上较为多见。

（2）疾病因素：疾病导致患者不能正常进食或拒食，食物摄入量不足，致使进入胃肠的食物残渣减少，经胃肠吸收后剩余的食物残渣对结肠壁产生的压力过小，不能引起排便反射。慢性精神疾病患者意志减退，反应迟钝。活动量减少，也是引起便秘的原因。

（3）年龄因素：老年人较青年人更易发生便秘，老年人口渴感觉功能下降，在体内缺水时也不易感到口渴，这时的老年人肠道水分减少，同时老年人肠蠕动频率降低，粪便在肠道滞留时间长，导致便秘。同时随着年龄的增长，药物治疗的不良反应明显增加。

（4）环境因素：环境改变，患者原有生活规律被打乱，造成排便困难。

（5）精神因素：精神紧张、心情抑郁等导致神经调节功能紊乱，从而抑制外周自主神经对大肠的支配引起便秘。

2．处理

（1）心理护理：稳定患者情绪，告诉患者保持轻松乐观平和的心态能缓解便秘和不适。

（2）规律排便：养成规律的排便习惯，两次排便间隔时间不宜过长，每天定时蹲厕所，以免粪便过多积聚和水分被肠道吸收过多而导致粪便干燥。

（3）饮食护理：进餐适量，多食富含纤维素的食物，如蔬菜（韭菜、菠菜、萝卜等）和水果（苹果、香蕉、梨等）。

（4）用药观察：使用精神药物剂量较大者及慢性精神疾病患者，尤其是精神衰退、生活能力低下者，应加强用药后的观察，每天询问大便情况，督促、提醒其排便，使之养成排便习惯。

二、排尿困难怎么办

排尿困难有很多原因，这里我们就来了解一下排除了身体原因的排尿困难我们能有些什么办法处理呢？

排除身体原因外可以尝试如下方法。

（1）条件反射法：拧开水管或用水杯倒水，让哗哗的流水声刺激排尿中枢，诱导排尿。

（2）局部热敷法：用食盐 500 克炒热，布包，趁热敷小腹部，冷却后炒热再敷，有利于排尿，此法使用需谨慎，防止烫伤。

（3）加压按摩法：在排尿时按摩小腹部，并逐渐加压，可促进排尿。

（4）食疗法：如果想要治疗排尿困难，其实可以通过平时食补的方式进行解决。首先可以吃一些健脾的食物，这样能够去除身体的湿气，如茯苓、薏仁等。另外，还需要吃一些补肾的食物，这样也能够加速排出身体的一些多余水分，如红豆、绿豆等。另外，身体需要补充足够的钾元素、维生素 B_1，这些都能够很好地促进身体的新陈代谢，帮助身体水分排出。

最后一定要注意精神卫生，创造良好的环境条件，培养乐观向上的性格和良好的生活习惯，积极预防和及时治疗躯体疾病。碰到问题正确对待，冷静处理，不感情用事，遇到想不通的矛盾，可找人帮助，争取妥善解决，尽快消除烦恼。建议患者平时保持好睡眠，规律作息时间，给身体一个良好的修复环境。

三、打败"貔貅"小妙招

貔貅（拼音：pí xiū）别称"辟邪、天禄"，是中国古书记载和民间神话传说的一种凶猛的瑞兽。貔貅有嘴无肛，能吞万物而不泄，只进不出，神通特异，故有招财进宝、吸纳四方之财的寓意，同时也有赶走邪气、带来好运的作用。

当我们的身体也像"貔貅"那样，那就不妙了！每天我们都需要进食各类蔬果、谷物、肉类等，食物会先从口腔内进入，牙齿可以先将比较大或坚硬的食物磨碎，再和口中唾液反应后更加容易消化，之后通过舌送入食管内。食道是由肌肉组成的一种通道，连接咽喉及胃，可以将食物运输到胃部。当食物进入胃部后，胃内会分泌胃酸，胃酸可以将食物带到胃里的细菌杀掉，而且还可以将没有完全充分消化的食物完全分解。等到食物完全消化分解后会逐渐进入小肠，小肠会逐渐吸收食物残渣中的营养及水分，而剩余的食物残渣就会进入大肠内，食物残渣经过胃和肠道的消化、吸收、利用后，一般会留下部分残渣，还有未吸收的水分和食物纤维，最终在结肠内形成成形的粪便，再通过肠道蠕动送入直肠部位。当直肠内粪便达到一定的容量，可能会刺激肠壁出现排便的感觉，最后经由肛门部位将粪便排出体外。如果只吃不拉，最常见的就是便秘。

便秘可通过调整生活方式和药物治疗来改善。

应保持合理饮食，补充富含膳食纤维的食物，如梨、香蕉、橘子、西蓝花、芹菜等。多喝水，每天饮水量1.5~2升及以上，可增加粪便中的含水量，更易排出。适量运动，保持良好的排便习惯，每天定时排便。

可以通过按摩的方法来缓解便秘，在按摩的时候可以脐为中心进行顺时针按摩，在按摩过程当中需要注意力度，此外还需要多进行运动，适当喝水，避免便秘恶化。在揉按腹部的时候，最好是采用顺时针的方式，从腹部的右上方一直轻轻地按压到左上方，最后再到右边。

根据顺时针的方法来按摩腹部，其顺序和胃肠道的走向相同，在按压的过程当中可以促进肠道的蠕动，有效缓解便秘的情况出现。此外，还可以对天枢穴进行按摩，以顺时针的方法来进行揉按，每揉按1~2圈以后则可以向下点按，直到有酸痛感为宜。

便秘较严重时，应采取药物治疗，常见的药物有促动力药、微生物制剂和泻药类。促动力药能增加肠道动力，如莫沙必利、伊托必利等；微生物制剂含有益生菌，对缓解便秘和腹胀有一定作用，可作为便秘的辅助用药；泻药类能增加粪便中的水分，增大粪便体积，使粪便更易排出。如果出现便秘，并出现腹胀不排气，要及时到医院做系统检查，有无器质性病变，确诊病因对症治疗，如肠梗阻引起的便秘，必须及时手术治疗。

编者：汤慧怡　惠圣芸　顾青

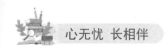

第六章 睡眠篇

一、睡眠知识知多少

（一）睡眠质量不好的表现及应对

睡眠质量不好包括了入睡难、睡眠浅、容易醒这几种症状。

1．老是睡不着怎么办

睡不着觉是一种疾病，又称失眠症，包括入睡困难、睡眠维持时间短、容易早醒等方面。随着社会压力的增加，失眠成为日常生活中很容易出现的问题，长期的睡不着觉会引起神经衰弱、内分泌紊乱、焦虑、抑郁等一系列的问题。因此，需要积极进行治疗，目前临床上主要通过镇静催眠类的药物如阿普唑仑、地西泮等对症处理，但这些药物具有容易成瘾性，不宜长期服用。同时日常生活中需要养成良好的作息规律，保持乐观的心态，工作中需要劳逸结合，尽量避免不良情绪的应激，适当的运动能够增强抵抗力，有助于睡眠。

失眠归根结底是一种非常主观的体验，因此想要对抗失眠，首先要正确对待失眠。给大家如下几点建议。

（1）正确对待失眠

首次或偶尔发生失眠后，不要急于投医服药。要认识到人们的日常生活、工作、学习中偶尔失眠是难免的，努力寻找发生的诱因，及时注意调整。如果持续 2 周以上，夜间入睡少于 6 小时，并出现白天头晕、头胀、心慌、口干等，甚至影响工作或学习时，可寻求专业的帮助。

对失眠的恐惧和对失眠所致后果的过分担心常常引起焦虑不安，

使失眠者常常陷入一种恶性循环，失眠—担心—焦虑—失眠，形成恶性循环，久治不愈。

对于睡觉这件事，一定要科学正确对待，如有需要，可以寻求专业的帮助。

（2）睡不着，就果断起床

晚上失眠，睡不着的时候，你大多会怎么做？一直躺着还是干脆从床上起来？

一直躺着会增加你的焦虑，让你更加睡不着。很简单也很重要的做法就是：果断起床，离开卧室到别的房间去，直到瞌睡了再回到卧室。

这个动作的目的是：避免焦虑，为了终止"卧室—失眠"联想的恶性循环，切断床和清醒之间的连接，建立"卧室—快速入睡"的良性循环。

你可能会想：躺着总该多少会多休息会吧，起床会不会造成休息不够呢？

事实证明，一直躺着并不会让你得到优质的休息，如果你着急睡着而变得焦虑的话反而会增加你的脑力消耗，让你第二天更加困倦。

（3）半夜如果醒来，别看时间

半夜如果醒来，两件事最好别做：刷手机和看时间。

手机发出的蓝光会抑制夜间褪黑素的分泌，会进一步干扰你的睡眠。另外，手机接上网络后会有大量的信息汹涌而来，过多的信息刺激也会让你更加兴奋，从而影响接下来的睡眠。

时间概念会增加你的焦虑。试想一下，你定了明天 6:00 的闹钟，晚上睡不着起来看了一下时间，我天，凌晨 2:00 了！大脑自动计算 6－2=4，还有 4 小时可以睡，你就着急焦虑了，就更加睡不着了。

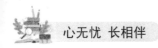

（4）白天少睡，适当运动

很多中老年人白天喜欢躺在沙发上看电视、看手机，看着看着可能就睡着了，导致晚上睡不着。所以晚上失眠的人白天尽量不要睡觉，也不要躺在床上，保持适当的运动，如冥想、太极、瑜伽、气功等，每周保持 3~4 次运动，每次 30 分钟，微微出汗为佳。

（5）平时多按神门穴

此穴位于靠小指这一侧的腕屈肌腱和腕横纹交叉的地方，是维持心功能正常运行的穴位，常按可以养心顺气，对健忘、神经衰弱、失眠都有很好的作用。

方法：拇指的指甲掐按神门穴，每只手 50 次左右，能让心气畅通无阻，还能防痴呆。

（6）别太在意睡眠时间

太过在意睡眠时间反而会给心理增加压力，影响失眠，当准备睡觉的时候，就不要看时间了，即使半夜睡醒了，也不要去看时间，更不要拿起手机，接着睡即可。如果你是睡不着，又特别想睡的情况，可以试试如下 4、7、8 呼吸法。

·闭上嘴巴，用鼻子深呼吸，默数 4 拍。

·屏住呼吸，默数 7 拍。

·然后用嘴缓缓呼气，同时默数 8 拍。

如此重复至少 3 次，花费时间不到 2 分钟。因为鼻孔内壁及鼻窦上有副交感神经，鼻呼吸可以提高镇静效果，让身体感觉到放松，舒缓焦虑情绪。

2. 老是睡不醒怎么办

睡不着困扰着很多失眠人士，但是睡不醒也同样令人烦恼。

对于精神疾病患者，吃了药之后嗜睡的问题确实比较常见，那么在家庭护理中，怎样的嗜睡是正常的，哪种情况下的嗜睡又是需要警惕与处理的呢？

（1）患者自述睡不醒，充足睡眠后还是感到昏沉，可以在门诊时和医生反馈一下，监测一下血中药物浓度，看看是不是药物过量引起的。

（2）患者嗜睡有无不适主诉，比如头晕头痛、四肢感觉异常、恶心、呕吐等，有上述情况立即至医院就医。

（3）分辨患者是否是精神症状引起的生活疏懒或木僵状态，如是生活疏懒，可以慢慢引导患者多活动；若是木僵状态，不吃、不喝、不动的卧床应及时就医。

3．睡眠差怎么办

（1）睡前准备

①舒适的睡眠环境对于良好的睡眠非常重要。环境既可以治病也可以致病。舒适、安静、整洁、安全的环境有利于睡眠。调暗室内光线，调节室内温度，一般室温最适宜为24℃左右。

②晚餐饮食宜清淡，不宜过饱。不可饮用咖啡、浓茶等兴奋性饮料。

③睡前不可剧烈运动，也不宜看惊悚、刺激的电影或书籍，以免刺激引起大脑兴奋，影响入眠。

④睡前可以热水泡脚20~30分钟，喝点热牛奶或温蜜水，也可睡前静卧，用双手按摩两耳垂10分钟，可加快入睡。

⑤床边不宜放置电子产品，睡前看电子产品影响睡眠，将手机、电脑、游戏机等放在床上看不到的地方，不要让自己有"我反正睡不着，看一会儿手机可能看累了就想睡了"这样的想法。

⑥家属要注意倾听患者的诉说，及时给予鼓励与支持，帮助其

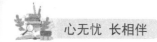

消除紧张、不安等情绪。

（2）对症处理

①积极治疗睡眠诱因：出现失眠时应了解是否有躯体不适，是否有咳嗽、喘促等，要及时处理。

②如果失眠是由于兴奋、恐惧、忧郁、紧张、焦虑、妄想、幻觉等精神症状所致，可及时就医，跟医生说明失眠的详细情况，根据医嘱服用抗失眠药物。

（3）自我调适

①失眠就容易引起自身焦虑情绪，越焦虑就越难以入睡，所以不要因为失眠产生心理负担，睡不着时不要有逼着自己赶紧入睡的心理，可以尝试换一种思维方式。例如，我看看我能坚持多长时间不觉得困。

②可根据自己的喜好听一些白噪音声（下雨的声音、海浪的声音等），看看对自己是否有效果。

安排规律生活，培养良好的睡眠习惯。早晨空气新鲜,可以做一些早锻炼，如做操、跑步；上午精力充沛，可鼓励患者做一些力所能及的家务；中午可适当午睡，时长在 1 小时以内，以免影响晚上睡眠；下午可以安排一些喜欢的运动，如打球、下棋、做操、阅读、欣赏字画；晚饭后散步、听音乐。

（二）影响睡眠的原因

（1）压力：由于对某种或某类事件的紧张或恐惧，或长期形成的慢性压力，如工作或学习压力，会影响睡眠。

（2）睡眠习惯不良：如躺在床上看电视、白天长时间睡眠或睡眠规律紊乱，会影响睡眠。

（3）睡眠环境改变：如短期出差、改变床位、周围环境噪声也会影响睡眠。

（4）精神疾病：常见的有焦虑症、抑郁症、双相情感障碍等，会对睡眠造成影响。

（三）长期睡眠不足导致的健康问题

长期的睡眠不足会导致患者出现很多问题，比如患者会在白天的时候精神萎靡、困倦、注意力不集中，还可能导致患者的记忆力减退和抵抗力下降，容易感冒、合并肺炎等问题。长期睡眠不足会引起内分泌紊乱导致月经失调，患者的皮肤出现暗淡、没有光泽。如果是老年人有高血压、心脏病、糖尿病这些疾病，长期睡眠不好对于这些疾病的控制都会产生不利影响。

（四）长时间使用电子设备对睡眠的影响

长时间在睡前使用手机、电脑等电子设备会对睡眠产生负面影响。这是因为这些电子设备发出的光线，包括蓝光和白光，会影响人体分泌褪黑素的正常节律，从而导致入睡困难、睡眠质量下降等问题。以下是一些具体的原因，光线干扰：蓝光和白光可以刺激大脑分泌促进觉醒的激素，抑制褪黑素的分泌，影响生物钟，进而影响睡眠质量。心理兴奋：使用电子设备时，我们的大脑会受到许多不同的信息刺激，这会使人产生心理兴奋，难以放松心情入睡。生物钟紊乱：使用电子设备会导致人们忽略时间的流逝，可能会延迟睡觉时间，进而导致睡眠不足。睡前的脑部活动：使用电子设备时，我们的脑部活动会被激发，这可能导致我们难以快速进入睡眠状态。

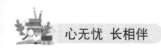

二、睡眠问题的常规治疗及中医治疗

1．安眠药治疗睡眠会产生依赖性吗

安眠药主要是为了解决睡眠的问题，而有些人的睡眠问题，本身就是长期慢性的过程。因此，在服用安眠药的问题上就需要长期服用药物，长期服用药物本身就可能会产生依赖性或成瘾性。当然对于不同类型的睡眠障碍的患者，选择用药的原则也是不一样的。医生也有办法能够选择一些科学的用药方法，尽量减少依赖性和成瘾性。

2．助睡眠的中药有哪些

（1）重镇安神药：本类药物多为矿石、化石、介类药物，具有质重沉降之性，重则能镇，重可镇怯，如朱砂、磁石、龙骨、琥珀等。

（2）养心安神药：多为植物种子、种仁类药物，具有甘润滋养之性，性味多甘平，如酸枣仁、柏子仁、灵芝、首乌藤、合欢皮等。

3．治疗失眠可以按摩哪些穴位

治疗失眠时可按摩四神聪穴、安眠穴、神门、三阴交、失眠穴等穴位。

三、音乐、饮食、运动对于睡眠的影响

1．音乐对于睡眠有什么帮助

音乐对治疗失眠有非常重要的作用，作为精神放松舒缓的一种治疗手段，音乐在临床治疗中起到了非常重要的作用，音乐声波的频率声压会引起人体组织细胞发生和谐、共振的现象，能够引起颅

腔、胸腔或某些组织共振，这些声波引起的共振影响到人的脑电波、心率和呼吸节奏。身处优美悦耳的音乐中，可以改善神经系统、心血管系统、内分泌系统和消化系统，使人体分泌有利于身体健康的物质，这些物质可以调节体内血管的流量和神经传导，在这种作用下失眠患者的神经系统会得到调解，睡眠状态自然得到相应的改善。实践证明音乐对人体的生理功能有明显影响，能改善心率、呼吸、血压，让人的心情放松。

2. 怎样睡觉睡眠质量更好

通常情况下，白天睡午觉的时间不宜太长、睡前听舒缓的音乐等方法能让睡眠质量更好，必要时也可以服用药物进行治疗，具体分析如下：

在日常生活中，要养成良好的生活习惯，适当进行体育锻炼，如慢跑、跳绳等，可以促进血液循环，加快新陈代谢，提高免疫力，增强体质，从而提高睡眠质量，让睡眠质量更好。白天睡午觉的时间不要睡得过长，一般在晚上23:00点前入睡比较合适，注意睡前不要过度运动，睡前可以听舒缓的音乐，睡前还可以喝一杯牛奶，促进睡眠。需要注意的是，睡前不要喝咖啡、浓茶等刺激性饮料，可能会刺激大脑皮质，导致大脑兴奋，出现睡不着的情况。

3. 改善睡眠的食疗方法有哪些

可以单独食用食物改善睡眠，如吃香蕉、红枣、莲子、百合，也可以几种食材同用，如红豆莲子粥、红枣薏仁粥、山楂陈皮茶等。

4. 睡前吃哪些食物有助于睡眠

（1）牛奶：牛奶中的色氨酸可以起到镇静的作用，同时牛奶也具有缓解紧张和焦虑的作用，睡前饮用对于睡眠质量的改善有良好

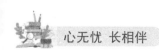

的帮助。

（2）杏仁：杏仁中不但含有丰富的蛋白质、维生素等营养成分，还含有色氨酸和松弛肌肉的镁，睡前服用有助于睡眠。

（3）桂圆：桂圆肉有养血安神、补益心脾的作用，可以治疗失眠健忘、神经衰弱等症状，可以睡前服用。

5. 睡前不宜吃哪些水果

睡前不宜吃的水果有车厘子、提子、牛油果、榴梿、山竹。晚上吃水果是极其不健康的，因为水果大都含糖，这时身体的消化能力减弱，容易导致肥胖；而且有些水果含有丰富的纤维，吃后会使胃肠充盈，影响消化功能和睡眠。但是有一个例外，就是桂圆，睡前吃少量，可以达到安神助眠的效果。

6. 睡前喝牛奶有助于睡眠吗

晚上喝牛奶，可以帮助睡眠，因为牛奶中富含氨基酸，氨基酸可以促进睡眠，可以激活促进睡眠的激素，如褪黑素，夜间喝牛奶对睡眠是有改善作用的。夜间喝牛奶还可以预防，夜间阵发性的低血糖反应和睡眠后的低血糖反应出现，尤其有糖尿病的患者，会在凌晨出现低血糖的反应，喝牛奶可以降低这种概率，所以对睡眠也是有帮助的。牛奶中富含蛋白质，在机体的代谢的速度比较慢，因此对胃黏膜有一定保护作用，可以预防夜间胆汁反流性胃炎和胃肠道的反酸情况，这可以帮助睡眠。

7. 活动与睡眠

精神疾病患者因意志活动减退，多表现为懒散、孤僻、回避社交，还有的患者专注于幻觉妄想的病态体验中，也喜卧床。因此，要督促患者参加活动，还应做一些简单轻微的劳动，这对于改善症状、增进食欲、解除便秘和促进睡眠都有益处。引导患者多参与社会活动，如做一些力所能及的工作、家务劳动，适当参加户外锻炼，避免过度保护患者。

8．早睡早起真的身体好吗

早睡早起指的是每天在 20：00 到 22：00 点左右入睡，清晨　5：00 到 6：00 起床，睡眠时间达到 6~8 小时，睡眠时间得到保证时即可以使身体得到充分的休息，就会使精力更加充沛，精神更加旺盛，这种良好的生物钟节律，属于良好的生活习惯。

9．改善失眠大作战

（1）规律作息：每天固定时间起床与睡觉的时间，避免午睡过长。

（2）运动：适当的运动。但剧烈的运动会造成相反的效果。

（3）积极就医：若失眠症比较严重，务必寻求专业的医生协助。

（4）少负面想法：失眠时，避免有"睡不着啦怎么办"的想法。

（5）睡眠禁止手机：蓝光会造成身体亢奋，容易让人兴奋到睡不着。

（6）催眠曲：找一些无聊枯燥的音频，睡不着的时候拿出来听一听。

四、如何照顾好患者的睡眠

睡眠障碍是许多精神疾病患者的一个重要临床表现，失眠常可导致病情恶化。因此，家属要劝导患者遵守作息制度，使生活有规律性，养成按时睡眠的习惯，配合治疗，促进疾病的恢复。

患者睡眠的环境要安静、整洁、舒适，避免强光刺激。睡眠时嘱患者头偏向一侧，不要用被子蒙着头。衣服、棉大衣、鞋等均应摆放整齐，使之清洁，整齐，给人以舒适感。合理安排作息时间，建立良好的睡眠习惯，日间参加一定体力劳动或体育锻炼，防止白天多睡而夜间不眠，督促午睡。午休时间一般为 2~3 小时，而大多数患者作好睡前准备工作及闲聊一会儿，真正进入睡眠状态只有 1~2 小时，特别是冬春季，患者更是不易被叫起，此时一定要认真督促。

患者情绪兴奋，躁动不安，很容易受周围环境的刺激，如嘈杂、混乱、拥挤的环境，不适宜的温度，污浊的空气，冲突及视觉、听觉上的不良刺激。因此，要将患者置于一个宽大空间，刺激少的环境。家属接触患者时，要用安详、镇静、温和的语言，轻步，夜间开、关门轻，此为积极有效的措施，"安静"本身就可对患者起安抚、镇静作用。

对有外走、自杀企图的患者，家属应随时观察睡眠情况，避免发生意外。抑郁症患者入眠困难，易早醒，常在清晨 3:00 到 5:00 即醒，此时家属应加强照护。入睡前避免过度兴奋、紧张兴奋的游戏、看小说、无休止的聊天等。

编者：朱晓春　王璟　龚蕾　吴文婷

第七章 技能篇

一、精神疾病常见的症状及应对

1．常见的症状

（1）患者注意力难集中，容易想一些古怪的事情，无故关心一些宗教、迷信的事情，多疑，安全感下降，警惕性增强，疑病，过分关注身体的一部分，往往不愿就医。

（2）患者出现抑郁、焦虑、易激惹、发脾气。

（3）个人卫生较前变差，不遵守纪律和制度，孤僻离群，社交活动减少等。古怪动作或行为增加。

（4）幻听：是最常见的。患者会在没有人说话的时候听到各种各样的声音，如表扬他的、批评他的，或命令他做一些他不愿做的事情；有的患者会对幻听内容坚信不疑；也有的患者明明知道幻听是虚假的，但还是会感到很困扰，很难过。

（5）妄想：是另一种精神分裂症常见的症状。被害妄想比较常见，患者会觉得有人要害他，因此作出很多奇怪的举动，不允许家人开窗；怀疑饭菜被人下毒了不敢吃饭等。也有患者感到被跟踪、被监视、被监听、被造谣、被控制等。

（6）紊乱症状：症状包括重复的微细手动，也包括四肢、躯干一起的复杂的无目的的动作，好像患者在执行一些复杂但让人看不清楚的任务。紊乱行为也包括一些复杂的目的性明确的怪异行为，可能是重复的目的性明确的动作，如做手势和拥抱别人；也可能是患者一段时间重复地阅读。

（7）不协调的情感：包括怪异且夸张的姿势、唱歌、儿童似的语调、愚蠢且不恰当的愉快表情、扮鬼脸和惊讶或愤怒的表情。有时可能会表现出情感倒错。

（8）自杀和暴力：精神分裂症患者可能出现自杀、自伤、冲动打人等行为。

2. 应对

（1）对于患者出现的幻觉，家属不要与患者争论，可以适时地去安慰患者；对他的感受表示理解和同情，承认他的感受是真的。出现病态的表现可以反问患者，如为什么多数人都没有，就你有？患者可能不会解释，但是家属劝导其冷静地对待这些不寻常的感受对于患者的病情也是有利的。

（2）妄想是歪曲的信念，是病态的推理和判断，既不符合社会现实，也不符合其文化背景，但患者却坚信不疑，无法说服。出现这种情况，家属不要与患者争辩，不要试图说服，不要附和，持中立态度，对过度沉思于妄想者，可以安排一些户外活动，分散患者的注意力。

（3）要了解攻击、暴力行为的原因，注意避免语言或行为激惹患者，不要与患者争辩；要控制好自己的情绪，减少其他无关刺激，平静地疏散其他围观人员；解除攻击器具并求助，请患者尊重的人劝说，必要时报警和隔离患者，保护受攻击对象，及时住院。

（4）消极自伤需要 24 小时不间断看护，夜间设置闹铃查看患者情况；隐藏好家中危险物品，防止意外发生，同时多与患者沟通，了解其消极念头，及时给予安抚；家人难于管理时要及时住院治疗。

（5）对于淡漠退缩患者主动给予关心照顾，保证健康的饮食营养，鼓励并带动患者与社会保持联系，可以安排一定量的家务劳动及社会活动。对于患者的一些小进步及时表扬与鼓励，可用奖惩措施来推动。

（6）何时需要住院治疗：有自伤、伤人倾向；严重的抑郁、悲观绝望；原有的症状反复出现，有日趋加重的迹象；拒绝治疗，劝说无效；伴有继发性问题，如严重躯体疾病、酒或药物滥用等。

二、家属对患者的生活照护

1. 呛咳的应对

喝水发生呛咳主要是水流到气管导致的。发生呛咳的原因如下：部分患者年龄大、吞咽功能退化。老年痴呆、帕金森病患者吞咽困难，也容易发生呛咳。喝水比较着急，导致吞咽不及时，家属应指导患者应小口缓慢喝水。喝水的姿势不对，躺着喝水、弯腰用吸管喝水等都容易发生呛咳，喝水时家属应指导患者坐起来。

处理：症状轻时，指导患者弯腰咳嗽，排出气管的水。可以同时拍打患者背部，促进咳嗽。如果呛咳剧烈，立即前往医院就医。

2. 患者自理能力的养成

精神疾病患者在恢复期也需要调理，但不是以恢复体力为主，而是精神活动的调理，提高患者的生活自理能力。

很多在一般人看来不值一提的生活能力和交往能力，对于精神疾病患者而言，都需要重新学习和掌握。这种康复过程是渗透到患者的一言一行当中的，患者需要像小孩学走路一样，重新学习和锻炼。

（1）合理安排患者日常生活

养成良好的生活习惯，督促患者搞好个人卫生，适当进行体育锻炼。有些患者在病好之后就变懒了，不注意个人卫生，不打扫房间，也不洗衣和做饭。这有可能是病情本身的残留症状，也可能是药物反应，还有可能是家属对患者过分照顾，不让做家务。

不论是哪一种原因，患者的生活过于懒散，或者过于依赖他人的照顾，对患者的康复都是很不利的。因此，对病情稳定的患者，要求患者承担适当的家务劳动，履行家庭角色的责任。精神疾病不同于躯体疾病，在恢复期不需要充分的体力休养，适当的活动可以增加患者身体的灵活性和协调性，提高患者的生活独立性，为患者进一步参加社会生活打下基础。对患者来讲，要提高认识，主动做家务，自己来安排自己的生活；对家属来讲，要多加督促和鼓励。

（2）建立情感支持系统

家属、亲戚和朋友的主动看望，家属对精神疾病患者给予适度关心，要把患者作为家庭的一员，尊重他们的人格与权利。

人的情感活动包括内心体验和面部表情两方面。正常人对外部事物都会有喜、怒、哀、乐等情感反应，然后再通过表情表达出来。

恢复期患者常常给人一种表情呆板、反应迟钝的印象，因此就需要训练。首先要提高兴趣。兴趣越大，情感的投入越多，愉快感也就越强。

其次，要设身处地地体谅和关心他人。理解了别人的情感，才能唤起自己的情感。

要充实生活内容。根据患者的兴趣爱好，鼓励他们参加各种工娱和文体活动，如唱歌、跳舞、打乒乓球、读书、散步、聊天、看电视、听广播、读报纸等。

日常生活中非常简单的小事，都可以充实患者的信息来源。整日呆坐少语，无所事事，自然难以产生丰富的情感。

最后，要善于适时、适度地表达情感。情感的交流在人际交往中至关重要，这种交流往往并不需要过多的语言，有时一个眼神、一次点头、一次微笑，就足以让对方感受到你的存在。这种表达需要一定的技巧，患者要有意识地在实践中学习和摸索，也需要家属耐心地帮助。

（3）提高患者的注意力和社会适应能力

鼓励患者积极参加社区康复，增加患者接触社会的机会。

恢复期患者的注意力往往难以集中，或不能持久，这对患者的生活、工作会有很大妨碍。对此，首先要排除药物的影响，选用镇静作用轻微的药物进行维持治疗。

另外，要加以训练，来延长主动注意的时间。具体的方法是，先从简单的、患者感兴趣的事做起。如果患者喜欢听音乐，就安排一个安静的环境，让患者全神贯注地听音乐，并记录患者集中注意的时间。每天坚持训练，患者注意力集中的时间就会逐渐延长。然后再训练患者集中处理复杂事物(如读书、写字等)的时间。一般来说，如果患者能够集中从事一件事达 1 小时以上，就不会给他的人际交往和日常生活带来大的妨碍。重要的是，要持之以恒地锻炼。鼓励患者积极参加社区康复，指导患者正确面对自身疾病，树立战胜疾病的信心，指导患者与人沟通的技巧，如何表达自己的意愿与求助，如何面对应激源，如何调节自己的情绪，保持身心舒畅，提高应对及适应能力等。

同时，可陪患者参与健康教育讲座，学习精神疾病的相关知识，正确认识精神疾病，认识坚持服药的重要性，学习药物的自我处置，提高服药的依从性，认识病情复发的先兆，训练自我控制复发先兆症状的技能，预防疾病复发。

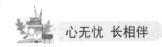

（4）帮助患者提高语言表达能力

尊重患者的人格尊严和隐私，注意讲话方式，不要激怒或忽视患者，加强自我保护，以防被伤害。

很多精神疾病患者都是性格内向、不善言谈。这些在病好之后，如果再不加以训练，就会继续影响患者的社交能力，最终成为病情复发的隐患。

训练语言表达能力，首先是让患者敢说，其次才是学习怎么说。在家庭生活中，要建立一种宽松、平和的气氛，使患者有随意表达自己意愿的机会，而不至于因为患者的言谈不当，被中途打断，或被嘲笑、轻视。

对于不善言谈的患者，家属要寻找机会，自然地诱导患者开口讲话。比如让他对一些家庭事务发表意见，同他一起讨论新闻逸事等。只要患者开口讲话，不论他讲的是否有道理，都要听他把话讲完，尽可能地尊重他的意见，不要轻易去反驳他。至于讲话的条理性，这主要反映了思维的条理性，与患者受教育的程度有密切关系，这方面的训练绝非一朝一夕之功，需要患者在日常生活中自己去摸索和总结。

语言最主要的功能是交流，把自己的想法表达清楚，让别人听明白，就足以胜任人际交往，不要对患者要求过高。

（5）创造良好的家庭氛围

既不迁就，也不过分指责，鼓励患者尽量像正常人一样生活，把患者当作平等的家庭成员对待，提高患者待人接物的能力。

人际交往需要一些基本的礼仪，比如互相问候、表示关心、递烟倒茶、临别送行等。精神疾病患者因病与外界隔离的时间较长，对这些礼仪难免有些生疏，因此需要为他提供机会重新训练。

一方面，可以有意安排客人来家里做客，事先要征得患者的同意，询问患者对来访者的态度，安排好患者将要扮演的角色。对来访者，要说明患者的情况，特别要介绍，哪些话患者愿意听，哪些话患者不愿听，让客人有充分的思想准备，以免见面后因言语不当而发生不愉快的事情。在客人到来时，由家属引荐，然后让患者一起接待。在谈话的过程中，要引导和鼓励患者积极参与，发现患者有言语不当之处，要主动"圆场"，而不要当面说穿。客人临行时，家属和患者一同与客人道别。

另一方面，家属应带领患者上街购物、郊游、串门等。在保证安全的情况下，也应允许患者独自交友、外出。在每一次社交过程结束后，家属应主动同患者交流感受、总结经验，要善于发现患者微小的进步并加以鼓励，在此基础上，适时地指出不足。

以上几点都是我们在日常生活中每天要做的事情，而对于恢复期的精神疾病患者而言，做这些事就需要特别的关照。因此，精神康复的理念是渗透到患者的一言一行当中，家属要把同患者的每一次谈话、每一次办事都提高到治疗的高度来认识。

家属也可为患者设立康复档案，定期记录患者的病情、服药情况，以及家庭生活和社会生活的情况，也请患者自己记录康复日记。

3. 患者（精神分裂症、躁狂症、抑郁症）房间的布置

为患者创造一个舒适、安静的睡眠环境，患者房间布置要求简单清雅、光线柔和、温度适宜、睡床舒适。墙壁平整，避免有柱子突出墙面形成尖角擦伤患者，门窗把手在设计安装时要考虑不能有割伤患者的隐患，不应设置内锁。

躁狂症患者的房间颜色应为冷色调，如绿色和蓝色，房间布局应简洁大方。房间内不要放可以作为攻击他人的武器，卫生间马桶

应采用隐藏式水箱，因为水箱盖可以拆下当作武器使用。

对于抑郁症患者，应该安置其住在家属易观察的房间，设施安全，光线明亮，空气流通，整洁舒适。墙壁以明快色彩为主，并且挂壁画及适量的鲜花，以利于调动患者积极良好的情绪，焕发对生活的热爱。考虑到患者可能有极端情况发生，外窗可设计成狭窄多窗，也可采用推拉窗加装固定限位器，玻璃应采用钢化夹胶安全玻璃。卫生间的门不可设任何锁具，防止患者将自己锁进卫生间。淋浴设备采用整体式，淋浴喷头和水龙头采用嵌入式设置，避免患者作为自杀的固定点。地漏应采取焊死措施，以防止患者作为自残工具。

三、家属对患者的心理照护

1. "不吵架"的相处方式

（1）只有对患者坦诚相待，发自内心的尊重、理解、关心和照顾患者，与患者沟通才能更加和谐。

（2）家属要理解患者发病时的冲动行为或怪异行为是受精神症状支配的，并不是要故意伤害身边亲近的人，才能更好地接纳患者。

（3）家属对患者的鼓励是对患者的心理支持，对于他在生活和工作中取得的每个小进步，都要予以鼓励、表扬与肯定。

（4）积极的暗示可以使患者精神振奋，信心百倍。高度的暗示性，让患者易受到周围人的语言、行为、态度的影响。

（5）讲话时语调平和，内容简明扼要，讲话的态度要专注而亲切。当患者需要做某些必要的检查时，应耐心和患者说明。

（6）当患者主动告知他的奇怪想法或他人难以理解的感受时，不要试图同他争辩或质疑，照顾者应站在患者角度，给予患者更多的情感关怀。对于平稳期的患者，帮助他一起培养兴趣爱好，规律参加康复训练，为患者提供更多的社交的机会。

2．心理支持

能增强患者的防御功能，增加其安全感，减轻焦虑、恐惧的情绪。

具体做法是：和谐的家庭气氛有助于患者的恢复，尊重和理解患者，给患者以关心、鼓励和安慰。

（1）倾听患者的声音，对于患者的一些胡言乱语不要随意批评与责备。对于患者的一些病态的语言不做评论，不与患者争执。

（2）平时与患者像朋友一样交流，给予适当的安慰与疏导，鼓励患者表达内心的想法。

（3）患者遇到挫折或者情绪不好时及时予以安慰和疏导，多给予鼓励与支持，患者取得一些进步时（哪怕进步很微小）也要加以鼓励，帮助患者树立生活的信心和战胜疾病的勇气。

3．与患者沟通的技巧

尊重患者，尽量使自己保持镇定，不要被患者的情绪所影响。避免与其争辩，应尝试去体验患者的感受，产生同理心，情绪上的舒缓对患者异常重要。避免在患者面前低声与其他家人交谈，以免引起患者猜疑。如果进餐时患者认为饭里有毒而拒食时，可以让患者挑选，或其他家人先吃，再让患者吃，解除患者顾虑。平时多与患者谈谈心，关心体贴患者，了解患者的内心体验及要求，尽量满足其合理需求，取得患者信任，消除敌意，使患者能配合减少周围环境的不良刺激，营造和谐的家庭氛围，鼓励患者多参加一些喜爱的活动，转移其注意力。

4．处理好人际关系

有些患者与同事或邻居能和平共处，但是和家人的关系不融洽，受精神症状的支配认为配偶有外遇，子女不是亲生的，偷盗他的钱财等，家属无法理解，想方设法与其争论解释，但是往往无效，还有可能加重患者的疾病发作。对于此类患者，作为家属，应给予充分理解，不与其争辩，尽量分散患者的注意力，给患者一定的时间去遗忘和自我消化。

有些患者不与家属发生矛盾，但是和邻居、同事等无法共处，一方面是家属纵容和忍让，不与患者计较，但是邻居、同事并不会这样。面对这类患者，应该在社区、社工、精防医生等共同帮助下，为患者选择合适的、人际关系简单的工作。在社交功能训练时，定期给患者进行指导，对有社交需求的患者，可在社区康复中心，对患者在交往时遇到的具体问题进行分析，展开讨论，进行角色扮演等，通过这样的方式，帮助患者掌握相应的应对技巧。

编者：邱静 孔燕 朱幸佳 惠海滨

第八章　康复篇

一、家庭康复技能训练

1. 训练的内容

首先，培养兴趣爱好，唱歌、跳舞、绘画、书法等充分发挥其自身优势；锻炼人际交往，积极参加家门口服务站的社会活动，和老同学或亲戚约会等；学会待人接物，增强注意力、记忆力、语言表达能力、情感交流能力等。其次，提高自理能力，鼓励患者保持规律的饮食起居、个人卫生，鼓励生活自理等。最后，家属协助患者学会整合利用社区各项资源，更好地满足患者的康复需求。

具体训练如下：

（1）生活自理能力的训练：培训个人卫生与生活自理能力，如洗漱、穿衣、饮食、排便等活动。

（2）社会交往能力的训练：患者因脱离社会，社交能力生活减弱。此项是训练患者如何正确表达自己的感受，学习在不同场合的社交礼节。

（3）文体娱乐活动训练：培养患者参与群体活动，扩大社会交往，包括一般性娱乐与观赏活动，如听音乐、看电视、看演出等；带有学习和竞技的参与性活动，如唱歌、舞蹈、体操、球类、书画等。家属可根据患者的个人特点和家庭实际状况来选择合适的活动。

①慢跑：患者进行适当的慢跑，有助于缓解患者的心理上焦躁不安、精神萎靡的症状，同时有助于增强患者心脏功能，升华品格；建议患者一天慢跑30分钟以上，保持均匀的慢跑速度，并且坚持慢

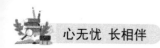

跑，患者的症状会逐步得到有效的控制缓解。

②瑜伽：瑜伽是一项修身养心的运动，患者适当进行瑜伽有助于降低心理的烦躁。患者可以对着简单的瑜伽入门教学视频进行瑜伽运动，不仅能舒缓筋骨，心情上也能得到放松、愉悦，每日坚持瑜伽30分钟，增强身体的活力，使周身的经络得到舒缓和放松，有利于身体健康。

③太极：太极运动也是一项有利于患者治疗的运动，太极可以锻炼患者神经系统，提高感官功能，有助于人体心血管系统健康，促进物质代谢，坚持太极一段时间，患者的身心健康能够得到明显的改善。

（4）家庭生活技能训练：使患者重新掌握家庭生活技能，包括家庭清洁卫生、家庭布置、物品采购、食物烹饪、财务管理及交通工具使用等。

（5）简单劳动作业：如贴信封、糊纸袋、拆纱团、施肥、除草等。

（6）工艺制作活动：包括各种编织，如织毛衣、织网袋、编篮筐等；各种美术品，如绘画、书法、摄影、服刻等。

2．训练的原则

（1）因人而异：在精神康复师的指导下，制订有针对性的个体化康复计划。

（2）量力而行：对康复的期望值适度，设定适合的康复目标，不要过高。

（3）循序渐进：和患者沟通可以先制订短期目标，计划尽可能明确、具体，贵在坚特。

（4）鼓励每一次进步：哪怕进步很微小，也值得肯定，尽量避免抱怨和责备。

（5）积极协作：全家人的态度和做法要保持一致，接纳挫折，给予正性强化，忽略无法改变的事实。

二、培养患者的社会技能

患者打从心里就不想接触社会，那么患者的社会功能退化就越严重。家属应该积极鼓励患者多参加社会交往与社会活动，让患者走出家门、上街购物、与别人谈心、从事力所能及的劳动等，学会一些电子产品的使用，比如手机、电脑等，学会交通工具的使用，如何乘坐地铁、公交车等公共交通。坚定其回归社会的信念。

对患者来说一些督促、鼓励是不够的，因为他们还不知道怎样与人交往，不敢独自进商店购物，不懂得如何接待客人，甚至连怎样到理发店理发都感到困难，这是由于他们受疾病的影响和较长时间不与社会接触所造成的。对此，家属要有足够的耐心，循循善诱地指导患者怎样去做，必要时还应该陪着患者一同去做。

三、帮助患者建立健康行为

1. 培养良好的生活习惯

这是患者在家庭治疗中的第一项任务。共同制订生活计划，内容丰富多彩，形式多样，包括文体活动、读书、看报、看电视、写字、做家务、个人卫生、坚持服药等，以调动患者的积极性和兴趣。家属鼓励支持患者力所能及地从事各种技能训练及体能训练，向正常人的行为准则逐步靠近。指导患者学习新的生活技能，逐步适应现代化的生活技能，如使用家用电器、手机、电脑等，这样不仅可以丰富他们的日常生活内容，也有助于克服自卑感，在此过程中不要包办代替和迁就，有不尽人意的地方，不要过分指责及批评，应给予患者具体指导及帮助，逐渐改变不良的行为。反复强化训练，只要能认真执行或有所进步，都应及时肯定及表扬。如果患者因药物过度镇静而影响了生活规律，及时联系医生处理。

2. 鼓励患者与人交往

家属不能因为害怕患者接触到不良刺激或受到歧视而害怕其与人交往。鼓励患者与亲属或同学、朋友往来，鼓励其交谈国内外新闻，并了解身边朋友经常发生的文体活动及应对措施，鼓励患者大胆地对自己感兴趣和不明白的问题进行提问及请教，鼓励患者适当展示自己已经学会的技能，以此增强自信，消除别人对自己的歧视。在社交方面，培养社会活动能力，加强社会适应能力，促进身心健康及提高兴趣，根据具体情况选择内容如唱歌、跳舞、体育竞赛、游乐等，循序渐进地进行训练，并保持经常性。在日常生活中提醒患者学习各方面的知识，以便与各类人群进行交流，锻炼思维及口才，提高分辨是非的能力，在失败中吸取教训，逐渐成熟，得到大多数人的关爱。

3. 从实际出发

在达到较好的状态时，部分患者就有了求职或恢复工作的需求，客观正确地面对择业、工作单位、工作岗位、薪资、恰当估量自己的基础状况、文化程度、经历阅历、疾病恢复情况及服药不良反应等，一切以锻炼自己的适应能力为目标。

4．职业康复

包括工作基本技能训练、职业康复训练（庇护性就业、过渡性就业、辅助性就业）、社区工娱疗站及庇护性工厂也为康复患者架起了劳动就业的桥梁，通过社会功能的训练，最终全面回归社会。

四、精神疾病能治愈吗

一般在生活中，很多精神疾病患者和家属由于对精神疾病相关知识的缺乏，认为得了精神疾病就很难治好，患者丧失信心，不配合治疗，家属也放弃对患者的治疗和护理。也有一些患者和家属对精神疾病的治疗盲目乐观，觉得一旦病情得到缓解，便万事大吉，于是就不在坚持服用药物，导致疾病的复发和不愈。精神疾病作为一种长期的慢性疾病，能否治愈，消极悲观和盲目乐观这两种态度都是不对的。

在医生眼中，真正痊愈的精神疾病患者，除了疾病症状完全消失外，还应同时满足另外三个条件。

1．精神疾病的三大痊愈标准

（1）临床症状完全消失，包括疾病的核心症状和伴随的躯体症状等。

（2）社会功能恢复良好，能像生病前一样正常地生活、工作和处理人际关系。

（3）病情在一定时间内不复发。

只有同时达到以上三个标准时，病情才算是痊愈了。

2．快速达到痊愈标准

想要提高精神疾病的治愈率，除了坚持吃药之外，你还应做到三重视。

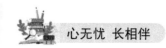

（1）重视社会功能的恢复

在达到临床治愈后，精神疾病患者仍会存在不同程度的社会功能损害。例如有的人不与家人以外的人交往，有的人协调处理问题的能力下降，也正因为如此，他们往往会面临婚姻不和谐、亲子关系不和、长期待业、生存质量下降等问题，这不仅会降低患者的幸福感，还可从一定程度上提高精神疾病复发的风险。所以，一定要重视社会功能的恢复和治疗！作为患者，在按时按量吃药的同时，配合医生做心理治疗和技能训练，如人际交往技能、解决问题的技能。这可以改善社会功能，促进疾病康复，帮助患者更快回归社会。作为家属，需要监督好患者按时按量服药，同时给予他们更多的关心和理解，帮助他们树立自信，尽量不要让他们有被讨厌和嫌弃的感觉。另外，当病情出现好转后，不要事事都为患者代劳，尽量让他自己料理生活，多做一些力所能及的事情，鼓励他们多参加社会活动，多与社会接触，这可以提高他们的人际交往和社会适应能力。

（2）重视残留症状的治疗

经过急性期的治疗后，很多患者会存在记忆力下降、焦虑、易怒、消极、自卑、睡眠不好等残留症状，这会影响患者功能的全面恢复。因此，残留症状的治疗也是我们要面对的问题，家属要督促患者积极交往和劳动，及时与医生沟通进行药物的调整和治疗。

（3）重视定期复查

这一点很容易被忽视，很多患者和家属认为，现在患者恢复挺好，在家吃药就可以了，没必要去医院了，这种想法其实很危险！我们都知道，精神疾病具有易复发的特点，但相当多的患者及家属对疾病复发的早期症状并不是很了解，而定期复诊有助于医生全面了解患者病情的变化，知晓他们心理上的问题，及时有效地解决问题，避免病情出现反复。另外，每次复查时，医生都会根据患者好转的速度来调整药物使用剂量或调整药物，同时给患者及家属一些必要的康复指导，这对预防疾病复发也起着重要作用。

总而言之，精神疾病完全治愈确实不容易，但通过专业的治疗和护理，降低精神疾病的复发率，提高缓解率还是很有希望的。

五、复发与应对措施

（一）什么情况下需要住院

（1）急性发作期，有明显的自伤或伤人行为及风险。

（2）门诊治疗症状无改善，需住院系统治疗。

（3）患者拒绝服药治疗，家属护理困难重重。

（4）诊断不明，需住院观察。

（5）患者出现严重药物不良反应，需要住院处理，并调整治疗方案。

（二）哪些表现是疾病复发的苗头

（1）无缘无故出现睡眠困难。如果在精神疾病患者的缓和期，突然出现入睡困难，早醒，或是白天过多的卧床不起，就要注意疾病有复发的可能。

（2）患者的自知力出现问题。很多的精神疾病患者在治疗之后会意识到自己的问题，但是患者突然又出现不承认有病，甚至拒绝服药，就要高度警惕疾病复发。

（3）情绪异常变化。患者的情绪跟平常时候出现差异，可能变得易冲动，或莫名其妙地发脾气，无理取闹，纠缠不休。有些会悲喜无常，或对朋友亲人变得漠不关心。

（4）表情变化呆滞。很多的精神疾病患者在发病的时候表情会变得麻木、目光呆滞、双眼发直，外界刺激难以引起其表情变化等。

（5）性格突然变得孤僻、不合群。患者突然改变对周围人的态度，警惕性提高或对人有敌意，甚至变得孤僻、不合群、不与人交往，这时候要考虑可能是疾病复发。

（6）生活懒散。患者的生活变得懒散，不讲究个人卫生，或变得过度讲究，终日对镜打扮，忙碌不停。

（7）工作学习效率下降。很多的患者在精神疾病复发之前，表现为纪律松懈，或工作、学习时心不在焉，注意力不集中，学习成绩下降，工作效率降低。言行改变。行为举止与平常有异，突然对周围环境发生恐惧感，做出一些不可理喻的事情，或以往有过的强迫行为再次出现。

（8）身体出现不适症状，如头昏、头痛、疲乏、肢体酸痛等，但这些症状常常变化不定，模糊不清。

（三）家属怎么做能帮助患者减少复发

严格而言，精神疾病不可能终身不复发，当再次经受外界刺激后，如亲人离世、长期处于高压工作状态、夫妻离异等，容易导致精神疾病的再次发作。因此，精神疾病患者被治愈后，需要注意进行药物控制，并在生活上进行自我调理，才能有效降低精神疾病的复发率。

1. 按医嘱用药

精神疾病患者在治愈后自行减药或停药会导致精神疾病复发，坚持服药依旧是减少复发的有效方法。应尽量听从医生建议进行治疗，减少精神疾病复发可能。

2. 充分认识精神疾病并改善自身状态

（1）学会控制情绪：需要学习相关的疾病知识，充分掌握可能引起这种疾病复发的因素，日常中要尽量避免。尤其是情绪、情感方面的因素较为重要，要学会控制自己的情绪，遇事多与亲人或朋友商量等。不要使自己的情绪处于长期焦虑、低沉、躁狂等状态，否则容易诱使精神疾病复发。

（2）改变不良生活习惯：如果有抽烟、饮酒，甚至酗酒等习惯，会对身体健康造成损害，降低身体对于疾病的抵抗力，容易导致精神疾病复发。日常应尽量避免这类不良行为，可以适量进行一定程度的体育锻炼，如慢走、慢跑等，还可以进食一些富含营养的物质，比如富含优质蛋白质类的蛋类、奶类，富含各种维生素和膳食纤维的蔬果等，以提高机体体质。

（3）规律生活：日常中保持良好的生活作息，比如早睡、早起等，不要过度劳累或熬夜。夜间大脑过度活动会刺激神经，导致机体处于兴奋状态，这种不良的作息规律也可以诱发精神疾病。

3. 社区管理

精神疾病患者就医后会存在记录，治愈出院后通常也会在社区医院存档，会有精神科医生对患者进行行为监测和心理疏导，实时参与预防复发的工作。

4. 家庭支持

家属要提升对疾病的认知，鼓励患者积极面对疾病，并监督其服药。精神疾病通常可在一定的刺激下再次复发，所以在护理上应避免刺激因素出现。家属的情感、心理支持及良好的生活环境氛围，对于预防精神病复发有较大帮助。如果在治愈后没有做好药物控制

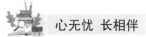

和生活护理，或者由于近期精神压力较大，出现头晕、头痛、失眠多梦、心烦、喜欢独处等表现，可能有复发的倾向。建议患者若出现异常应及时就医，前往精神科或心理科，查明是否为精神疾病复发，如果是，应在医生指导下，调节药量，并定期进行心理咨询。如果不是，则听从医生建议前往相应科室进行咨询诊疗。

六、复诊与随访

（一）患者一切正常还要定期复诊吗

精神疾病患者是一个特殊群体，在经过科学、规范、系统的治疗后，能够回归家庭与社会。但是精神疾病复发率很高，且复发次数越多，疾病所造成的精神缺损也越严重，给家庭和社会造成巨大的负担。因此，一旦得了精神疾病特别是精神分裂症，就一定要在预防复发上采取措施，定时复诊是最重要的预防复发手段。

首先我们要尽可能消除对精神疾病的恐惧及误解，正视精神疾病的就医诊疗，因为许多疾病的治疗都是分阶段的，大致可分为急性期、巩固期和维持期。

1. 精神疾病的分阶段治疗

（1）急性期：患者症状较为明显、丰富，治疗的目标主要是控制症状和防范风险。在症状得到控制以后，急性期过去，治疗进入了巩固期。

（2）巩固期：患者仍然需要服药，治疗目标是防止复发，进一步控制症状和恢复社会功能。在这一阶段仍然需要定期就诊，但就诊间隔可以比急性期更长一些。巩固期过后，患者治疗方案基本稳定，这时治疗进入维持期。

（3）维持期：治疗的目标是防止复发。这一阶段部分患者的药物可能会适当减量，需要医生来判断。就诊间隔可以进一步拉长。这一时期就诊时可以从医生处获得更多的关于自身疾病的知识，为维持期结束做准备。携带需要监测的化验和检查结果，以确保用药对身体没有造成损害。

维持期结束，如果可以停药的话，停药时，需要从医生处获得如何防止复发的知识。这时治疗就告一段落了。

2. 复诊的重要性

（1）观察病情变化预防复发　医生可以通过交流、观察，了解到患者近期的睡眠、饮食、情绪状况，病情有无波动，以便采取进一步措施。

（2）巩固疗效预防复发　掌握患者是否坚持治疗，疗效如何，有无出现药物不良反应，根据情况调整治疗方案。

（3）复诊可以掌握患者躯体情况　检查心电图、肝功能、血常规等，发现问题可以得到及时治疗。

（4）心理咨询及治疗　解除患者在生活、工作、人际交往中的困惑，这对预防复发起着重要作用。

（5）指导家属做好家庭干预　家属作为长期陪伴者，若能早期识别疾病复发的迹象，及时采取措施，常常能有效改善疾病的预后。

比如，如果家属发现患者如持续失眠 1 周以上、情绪波动、既往症状再次出现、拒绝服药等，应及时就诊，做进一步的观察和处理。另外，家属应鼓励、引导患者定期复诊，使医生连续、动态地了解患者病情，及时调整治疗方案，也可以使家属和患者得到及时咨询。

最后提醒大家三件事情：

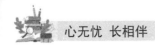

第一，在治疗过程中务必要遵医嘱；

第二，如果对于药物的使用，复诊的时间、周期、心理治疗的频次有困惑，大胆提出你的所有疑问，在与医生的沟通中寻求最佳的治疗方案；

第三，当治疗方案确定下来之后，做到信任医生和自己，按照规划执行。

（二）怎样引导患者按时门诊随访

和躯体疾病不同，精神疾病常导致患者对疾病缺乏认识和判断能力，意识不到自己有病，常常拒绝治疗，不肯就医也不肯吃药。一些严重的精神疾病，还会有伤害自身或他人的潜在风险。当患者出现症状时一定要让患者了解自己的病情，同时让患者知道自己如果不治疗会造成什么样子的伤害。患病后患者可能情绪会变得十分偏激，所以很容易伤害到家人，造成家庭矛盾，但患者往往自身是觉察不到的，所以一定要让患者了解到原来他们的病情会让至亲饱受伤害，明白按时随访的重要性。虽然精神疾病影响极大，但是绝对不能以一种逼迫的态度让患者就医，否则只会产生巨大的心理压力，使病情不断加重。

家人在面对精神疾病患者时最好使用一种温和的方法让患者能配合。若还是有困难，家属就要使用善意的谎言把患者"带到"医院。

编者：沈燕敏　沈华瑛　徐钞群　孙艺菲

第九章　社区篇

世界卫生组织（WHO）在 1948 年明确定义"健康"，不仅仅是没有疾病和衰弱，而且是保持体格方面、精神方面和社会方面的完美状态。这个定义不仅阐明了生物学因素与健康的关系，同时，强调了心理社会因素对健康的影响，精神及社会方面的完美状态指一个人拥有持续的、积极的内心体验、良好的社会适应能力，能有效地发挥个人的身心潜能和社会功能。精神疾病多有慢性迁延的病程特点，患者从急性住院治疗到出院回归家庭，仍需要在家属的照顾下接受漫长的康复训练，精神康复始于医疗，终于社区。社区精神康复是以社区为基础，将患者及其家庭和社区视为一个整体，以预防疾病复发和恢复社会功能为主要目的，为患者提供全面的、综合的、连续的康复。如果将社区比作一个大社会，那么家庭就是一个小社会，家属的照料和护理直接影响到疾病的自我应对能力、疾病的转归和患者回归社会的进程，这就凸显了家庭照护的重要性。

一、社区服药

第一次发作的精神分裂症患者有 60% 服药依从性差，74% 的患者在用药的一年半内中断药物治疗。2018 年精神分裂症患者的未治期为 3.54 年。中断药物治疗者的复发风险是持续药物治疗者的 5 倍，可见，维持规律服用抗精神病药物治疗是预防疾病复发的关键，更是决定患者预后和社会功能损害程度的核心因素。家属在参与督促患者服药、协助患者提高服药依从性方面起到关键的作用。首先，家属应和患者一起了解维持用药对患者的重要性；其次，家属应保

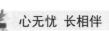

管好药品，避免患者误服、错服、大量服用等现象发生；家属应督促患者按时服药，协助患者做好服药记录；最后，家属和患者应共同了解药物的作用与不良反应，密切观察药物的不良反应，面对不愿服药者，家属应督促、看护服药，及时寻求专业医护的帮助。

（一）患者不愿服药的原因

如果遇到患者不愿意服药，产生强烈的抵触情绪，家属应了解一下患者不愿意服药的原因有哪些？患者拒服药的原因有药物不良反应太大、药物疗效不佳、自认为没病、担心因服药被歧视、觉得病已经痊愈、不需要继续服药等。

（二）患者不愿服药的应对策略

家属陪同患者复诊，在精神科医生的指导下，可酌情将药物减量或更换药物；病情波动，可调整治疗方案或住院治疗；家属和患者沟通，主动关心关爱患者，及时给予患者心理疏导和支持，讨论药物给患者带来的益处，比如药物改善了睡眠问题、调整了负面情绪等；同时告诉患者停药后的复发风险。如发现患者病情波动，第一时间寻求专业帮助。

当患者拒服药时，有些家属会无奈地给患者偷偷服药，采取"暗服药"的给药方法是非常危险的，原因是将药物放在食物或饮料中，药物遇热后容易使药效减弱或丧失，既不能保证应服的剂量，血药浓度不稳定，又容易出现药物不良反应，达不到药物应有的疗效。"暗服药"无形中给家属带来精神负担，每天为"如何暗暗放药且不被发现"而烦恼，担心被患者发现。一旦发现，患者会对家属产生不信任感，加重患者对家属的不满，甚至带来仇恨，造成家庭内部不融洽，严重的会造成意外事故发生。"暗服药"也会加强患者觉得自己没有病的信念，没有患者参与的治疗往往达不到应有的治疗效果。

（三）改善患者服药依从性

家属应多与患者沟通，陪同患者复诊，建立"患者—医师—家属"的治疗联盟。在确认治疗方案的时候，应鼓励患者参与决策，与医师共同确认治疗方案；家属应陪同患者多参加专业医疗机构组织的关于精神疾病知识和药物治疗等方面的公益性健康教育活动；家属应鼓励、督促患者坚持服药，可以使用手机健康相关 app 或服药提醒器进行服药提醒；在精神康复师、心理治疗师、社区精防医生的指导下，开展服药依从性训练，提高自我、服药管理能力。

二、家庭照护的常见误区

（一）家庭照护的常见误区

家属常常会按照躯体疾病照料的模式照护患者，认为患者最需要的是休息和静养，于是不让患者做任何事情，家属包办患者的一切事务，比如代患者配药、为患者料理一日三餐、生活起居等；连带病耻感使家属过分担心社会对患者的偏见和歧视，限制患者外出、参加社交活动等；家属常常认为患者患病主要由于受到生活上的刺激，为避免患者进一步受到任何刺激，对患者有求必应，百依百顺；家属觉得患者得病之后各方面机能受到影响，不认为患者可以像正常人一样生活。

（二）误区产生的后果

家属包办一切事务的后果往往会加重患者的惰性，久而久之，患者变得生活疏懒，做任何事情没有动力，患者的生活自理能力降

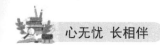

低，人际交往困难，进一步加快精神衰退的进程，可能导致病情的复发。

家属的限制容易让患者体验"我不行"，使患者产生强烈的贬低、病耻感和挫败感，使患者自卑自责、自暴自弃，长期不愿意出门，封闭自我，渐渐丧失与他人沟通的能力，社会功能迅速降低，使患者产生不良的负面情绪，严重者导致病情复发。

（三）应对措施

家属应鼓励患者锻炼生活自理能力，参与家庭简单劳动，多做力所能及的事情，对患者的表现给予第一时间的肯定和支持；家属鼓励患者多与他人交往，利用身边可及的资源，协助患者适当参加社会活动，比如参加家门口服务站的读书活动，协助居委干部或楼组长做一些公益服务的事儿，参加同学聚会等，让周围的邻居或同学或朋友了解自己的状况，获取理解、肯定和支持；家属避免对患者过分关注或过分指责，关心但不溺爱，鼓励但不放纵，努力消除偏见，敢于关爱，积极培养患者"自尊、自爱、自强、自立"的意识。

三、社区常见风险与应对

（一）冲动

1. 患者冲动的先兆

（1）语言方面：自言自语、喋喋不休、对问话不予理睬、声音大、有过激的语言。

（2）面部表情：目露凶光、眼神飘忽、东张西望、咬牙切齿。

（3）行为方面：无目的地游荡、有愤怒情绪流露、握紧拳头，或寻找行凶器具等。

2．正确识别与自我防护

一旦精神障碍患者发生暴力行为，家属要沉着、冷静，立即呼叫其他人寻求援助。

（1）控制局面：迅速转移周围的危险物品，以真诚、平和的语气与患者交流，用简单、清楚、直接的语言提醒其暴力行为的后果。与患者保持安全距离，避免面对面，不可迎面阻拦，更不要背对患者，应从其背后或侧面阻止其暴力行为。

（2）解除武装：身边可移动的家具、电器、玻璃器皿、棍棒、刀具等均可成为攻击性武器，当沟通劝阻、制止无效时，要想办法转移患者注意力，乘其不备快速转移这些物品。多人参与处置时，要行动果断、步调一致、齐心协力。

（3）隔离与约束：对有严重攻击行为的精神疾病患者，可采取隔离和约束的方法，将患者暂时与他人分开，隔离于一个安全、安静的环境中，尽量减少感官刺激。约束时，要防止患者骨折、脱臼、皮肤损伤等；同时，注意患者的情绪反应，要多给予安抚，稳定后要及时解除约束。

精神疾病的急性期和稳定期均可发生暴力行为，家属正确处理可有效减少发生，减轻伤害后果。当危机状态得到有效控制后，应及时将患者送到医院，寻求专业帮助，通过药物和心理治疗进行规范、长期的行为干预。

（二）自伤

患者有自杀或自伤行为，家属应多与患者沟通，了解行为背后的原因，注意避免语言或行为激惹患者，不与其争辩并及时给予安抚；同时，应保管好家中危险物品，防止意外发生；家属注意自我

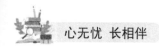

保护，防止患者扩大性自杀，患者首先伤害的对象往往是家人；家属不间断地看护患者，学会求助，请患者尊重或亲近的人来劝说，若患者有强烈的自杀观念，应及时报警，将其送住院治疗。

1．如何判断患者有自杀的风险

60%~80%的患者在自杀前会释放出明显的信号，只要我们能够及时判断患者有自杀的风险并施以援手，就可以挽救他们的生命。

（1）既往史：患者既往有过自杀企图、自杀未遂史、抑郁症病史或精神病病史。

（2）戏剧性好转：当突然出现病情好转的假象，要警惕为双相情感障碍，同时还需警惕出现意外，这种明显的戏剧性改善，有时给家人一个假象，其实可能是患者已决定通过并采用"自杀"找到解决问题的途径，并向亲人做一个最后的告别。

（3）幻听：若患者告诉家属耳边有声音命令他自杀，切记观察他能否拒绝这些命令，幻听是精神分裂症患者经常会听到一些不存在的声音，而且他会根据声音的提示，做出相符合的行为，比如他听到有人让他跳楼，他就会跳下去。

（4）语言征兆：患者总是说"我要死了""我不想活了"等明显的语言表达嫉妒、抑郁、自杀念头的话语；如"我不会再引起任何麻烦了""容我下辈子再报答你"等暗示性语言表达。

（5）异常行为：比如立遗嘱、交代后事、写告别信件、清理东西、将喜爱之物赠予他人、偷藏药物、频繁饮酒、搜集绳索利器等。

（6）情绪变化：疾病虽好转，但仍对能否根治疾病深表担忧，对病后工作、学习感到焦虑；比如原来总是眉头紧锁、垂头丧气、退缩少动，突然变得很平静快乐，甚至喜欢跟别人聊天，或者感情骤变等外在表现；因恐惧、委曲、气愤或控制能力减低而有潜在的暴力行为。对自己的疾病感到羞耻：感到无望、无助、无能及强烈的空虚孤独感，有羞耻、失落、无价值、自责等内心体验。

虽然精神疾病患者会经常出现轻生的念头，但他们并不是真正地想去死，只是希望借此摆脱痛苦。所以，在自杀前，他们会在生与死的边缘挣扎，内心会非常煎熬和矛盾。即便如此，患者不会主动向家人或者朋友求助，但生存的本能使他们希望得到他人的同情、理解和支持。因而，当发现患者有上述改变时，家属一定要引起重视。

2. 自杀未遂或完成自杀尝试

（1）脱离危险因素是第一位的。如从高处及时救下自杀患者、迅速收起锐利器具，使用烤炭设备的应及时开门窗通风等。

（2）及时处理受伤部位。身体受伤者应及时处理伤口，消毒包扎；高处坠落者应检查是否有骨折情况，做必要的固定；服用药物者应检查口腔情况，避免对口腔残留物的误吸，甚至造成窒息等。及时送医或拨打120。

（3）陪同就医。家属及时陪同自杀患者就医，或由发现者及时联系家属或上报单位相关部门备案。

（4）配合医疗救治，进行心理辅导。送医后积极配合进行医疗救治，待生命体征平稳后再前往精神科或心理科进行科学诊疗。

（5）注重特殊时段的陪伴。临床观察发现，自伤、自杀行为多发生在黄昏或夜间，因此这段时间的陪伴非常重要。

3. 如何处理自杀倾向严重的患者

（1）按时服药，加强治疗：治疗的关键是按时服药，有些人由于病情复发或加重，也有因药物作用引起身体的不适，而不愿服药。

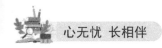

因此，家属要督促患者服药，不能随意增减剂量，要在医生的指导下调整，而且要督促服药到口，以防弃药或积攒药物自杀。

（2）加强安全防范，妥善放置物品：患者自杀有一定的方式和工具，家庭里常见的方式是自缢、服毒、割脉、跳楼、触电等，常用工具有绳索、药物、刀剪等。因此，家庭要妥善放置这些危险物品，患者在家治疗应注意房间设置简单、整洁。住高楼的，最好在阳台或窗上加护栏。特别是抑郁症患者，家属要保持高度的警惕，以免发生意外。

（3）主动出击，不要逃避：患者有轻生的想法时，我们不能回避，可以这样问问他：在感到痛苦绝望时，有想过要结束生命吗？在交流过程中，患者的不良情绪可以得到释放，家属也可以更加了解他的感受、想法，以及是否有自杀计划等，这在关键时刻可以救命。

（4）积极倾听，避免批判：想让患者打消轻生念头，不能一味批判他的想法或强调对他的付出，要表现出理解和接纳的态度，关心患者生活，尊重患者的人格，使其感到自己是正常人，但不要过分呵护，可以分配他做力所能及的事。耐心倾听他的内心，或者真诚地表达出自己的担心和关心，甚至可以跟他分享自己曾经的痛苦经历，让他感觉自己并不孤单。

（5）发现幸福，重建希望：引导患者发现自己拥有的宝贵事物，比如自己独特的优势，令人羡慕的亲情、友情等，这可以让患者内心感受到温暖，放弃轻生念头。另外，还要让患者看到更多可能性，知道"死并不是摆脱痛苦的唯一出路，只有活下去才能变得更好"。家人的支持可以使其倍感家庭的温暖、社会的关怀，认识到自身的价值。恢复自信心是减少自杀的有效保证。

（6）必要时保护，送专业机构：如果发现患者在超过 2 周的时间频繁表露出自杀意念，或者出现严重的自杀预警信号时，比如正在制订计划或寻找自杀方法，应该及时向医生寻求专业帮助。医生会借助心理治疗、药物治疗、电休克治疗等方法来降低患者自杀的概率。

（三）外走

建议在日常生活中营造一个安静的生活环境，养成良好的作息习惯，与患者经常沟通，询问其外出的原因，在家人陪同下一同外出，及时解决需求。如若实在看管困难，可以在患者随身携带的物品内放置定位器，及时了解患者动态，超过日常活动范围时及时找回，为患者制作信息小卡片，写上家庭住址、联系电话等紧急联系信息。平时让患者保持心情愉悦，适当外出活动，如果外出乱跑频发，难以控制，应及时到医院就医。

（四）慢性躯体疾病

家属应鼓励并协助患者到患者所在地社区卫生服务中心参加公共卫生体检项目，动态了解自己是否患有慢性躯体疾病；积极参加专业医疗机构组织的健康宣教活动，如区级精神卫生中心组织的家属护理教育培训课程，为患者提供精神疾病及相关躯体疾病的治疗信息及健康教育。在家属的督促下，纠正不良的生活习惯；督促服用慢性躯体疾病相关治疗药物；注意体重的变化，预防代谢综合征（高血压、高血糖、高血脂）。

四、家庭康复

（一）照护精神疾病患者的原则

家属想正确地认识和看待疾病、照护好患者，一定得接受家属护理培训和教育，也可通过官方媒体，了解疾病的病因、病程和结果，从住院到出院可能只是"万里长征"的第一步。

家属不要过多地自责，将患者的现况归因于自己的问题，无限制、无条件的自我牺牲和自责解决不了任何问题。寻找能帮到患者的专业人士，可以建立同伴支持联盟，组建家庭自助小组等，确保家属和患者能获得理解和应对精神疾病的全面教育。家属在照护患者的过程中，经常会产生各种焦虑情绪，了解压力源和增加压力的因素都非常重要。寻求社区实施的与医疗相关的活动和信息资源，合理应对患者服药问题、药物引起的不良反应、家庭经济负担、医患关系，以及社会关系来缓解压力。

家属一定要照顾好自己，要和朋友保持联系，参加各类活动，培养各种兴趣爱好，尤其是那些在户外进行的内容。改变的能力、用不同方式看待事物的能力，是最终能应对精神疾病的法宝。

（二）家庭康复训练的主要内容

首先，患者应在精神康复师的指导下，制定有针对性的个体化康复计划，先制订短期目标，再制订长期目标，量力而行。培养患者的兴趣爱好，如唱歌、跳舞、绘画、书法等，充分发挥其自身优势；锻炼人际交往，积极参加家门口服务站的社会活动，鼓励患者和同学或亲戚联系交流等；学会待人接物，增强注意力、记忆力、语言表达能力、情感交流能力等；其次，提高自理能力，鼓励患者保持规律的饮食起居、个人卫生，鼓励生活自理等；最后，家属协助患者学会整合利用社区各项资源，更好地满足患者的康复需求。人力资源：患者的家属、同事、朋友、病友等；环境资源：超市、银行、家门口服务站、居委、社区康复机构、社区团体等；政策性资源：医疗保险、救治救助政策、生活护理补贴、教育和住房政策等。

（三）康复者是否可以就业

在我们的工作中，经常会遇到一些康复者或即将康复者面临的一些困惑，就是"我是不是已经完全好了？我出去了能不能正常上班？以前的单位还会要我吗？"

其实，精神疾病康复者就业答案是肯定的，工作是个体社会角色的重要组成部分，它提供个体收入来源，帮助个体建立自我认同感并体现自我价值，并且促进个体社会生活的主观幸福感。

在西方有一个较为成熟的心理社会治疗方法叫职业康复，精神疾病康复工作者通过帮助出院后症状稳定的精神疾病患者获取和维持职业，来帮助患者训练工作和社会技能，获取收入，增强自信和自我认同，提升生活质量，较好地回归社会。

康复者大部分缓解期社会适应都不良，那在选择职业上可以做一些相对比较轻松的工作，一方面因为服药导致的一些不良反应，导致康复者工作能力及协调能力和普通人相比会有一些差距，另一方面康复者以康复为主，切忌强体力劳动及改变作息习惯，过度劳累，所以可以选择一些比较静态且轻松的文件书写的工作、打字、排版、前台等或反反复复比较简单、没有危险的机械工作，薪水可能没有多高，只是当作训练工作。因为长期没有参加工作，各方面都存在退化，从一些简单的且容易上手的工作做起，慢慢在自己能力范围内增加一些难度，慢慢适应社会。

总而言之，康复者做到坚持服药、轻松工作、保持乐观心态、不与人争执，相信应该不是什么难事。

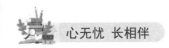

五、社会支持系统

精神疾病防治康复机构是对精神疾病患者进行治疗、康复的场所，有助于减少病情复发，稳定病情，是解决社区内精神疾病患者就业及向社会就业过渡的有效途径，有助于减轻社会及家庭负担，提高患者社会适应能力，帮助患者回归社会，提高生活质量。

1. 参加人员条件

（1）由精神病院或医院精神专科确诊为精神疾病的本辖区的精神疾病患者。

（2）精神疾病患者的病情处于稳定，无传染病和严重躯体疾病，生活基本自理。

（3）优先安排无业和贫困的精神疾病患者进站接受工娱治疗。

2. 参与手续办理

患者至户口所在地街道、镇残疾人联合会提出申请，待康复机构评估同意后可以参加康复机构。

3. 社区日间康复照料机构

（1）固定的服务场所，有康复训练（活动）室、公共卫生间等基本用房。

（2）精神疾病患者日间康复照料人数不少于 15 人，总建筑面积不少于 100 平方米。

（3）公共区域应设有明显标志，方便识别。

（4）建筑单位设计应符合质检、消防等有关部门的规定。

（5）公共通道全部采用硬路面，符合无障碍设施。

（6）有规范的管理制度。

（7）有与开展服务相适应的专职人员 1 名，配置不少于 1 名助残员或志愿者和兼职医务人员。

（8）配置电视机、康乐用具、桌、椅等设施，以及报纸杂志、书籍。

（9）应安装取暖、降温设备。

4．福利工厂、康复机构提供的服务

（1）对病情稳定、有工作能力的精神疾病患者，安排适当工作岗位，向患者提供参与社会的机会，并保证他们与其他劳动者享受同工同酬的待遇。

（2）对在福利工厂、康复机构上岗或挂靠的精神疾病患者，机构会经常与居委会或村委会的看护小组保持联系，确保看护网良好运行。

（3）有组织地安排精神疾病患者参加工余治疗等康复活动。

编者：孙一颖　杨屹　廉树娟　丁霞兰

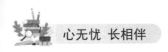

第十章　疾病篇

一、幻想与现实之间的穿梭——精神分裂症

 医生导语

疾病概述：精神分裂症是一组原因未明的中性精神疾病，是以基本个性改变，思维、感知、情感和行为等多方面的障碍，精神活动与周围环境的不协调为主要特征的一类疾病，一般无意识及智力障碍。本病多起病于青壮年，常缓慢起病，病程多迁延。临床常见有偏执型、青春型、紧张型、单纯型等分型。

照护要点：了解患者最关心的问题，予以帮助解决；分散其病态注意力，加强心理疏导；改善不良认知，使其达到一种心理平衡、情绪稳定的状态。

（一）什么是精神分裂症

精神分裂症是严重的精神障碍性疾病，与遗传因素、精神上受到极大的刺激有很大的关系。精神分裂症会导致患者出现幻觉、妄想、思维混乱、喜怒无常、自言自语、待人冷漠等症状，严重的患者还会由于幻听、幻觉而出现自残及伤害他人的行为，需要服用抗精神病药物治疗。

（二）精神分裂症的临床症状

精神分裂症的临床症状复杂多样，可涉及感知觉、思维、情感、意志行为及认知功能等方面，个体之间症状差异很大，即使同一患者在不同阶段或病期也可能表现出不同症状。

（1）感知觉障碍

精神分裂症可出现多种感知觉障碍，最突出的感知觉障碍是幻觉，包括幻听、幻视、幻嗅、幻味及幻触等，而幻听最为常见。

（2）思维障碍

思维障碍是精神分裂症的核心症状，主要包括思维形式障碍和思维内容障碍。思维形式障碍是以思维联想过程障碍为主要表现的，包括思维联想活动过程（量、速度及形式）、思维联想连贯性及逻辑性等方面的障碍。妄想是最常见、最重要的思维内容障碍。最常出现的妄想有被害妄想、关系妄想、影响妄想、嫉妒妄想、夸大妄想、非血统妄想等。据估计，高达80%的精神分裂症患者存在被害妄想，被害妄想可以表现为不同程度的不安全感，如被监视、被排斥、担心被投药或被谋杀等，在妄想影响下患者会做出防御或攻击性行为。此外，被动体验在部分患者身上也较为突出，对患者的思维、情感及行为产生影响。

（3）情感障碍

情感淡漠及情感反应不协调是精神分裂症患者最常见的情感症状。此外，不协调性兴奋、易激惹、抑郁及焦虑等情感症状也较常见。

（4）意志和行为障碍

多数患者的意志减退甚至缺乏，表现为活动减少、离群独处，行为被动，缺乏应有的积极性和主动性，对工作和学习兴趣减退，不关心前途，对将来没有明确打算，某些患者可能有一些计划和打算，但很少执行。

（5）认知功能障碍

在精神分裂症患者中认知缺陷的发生率高，约85%的患者出现

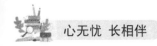

认知功能障碍，如信息处理和注意、工作记忆、短时记忆和学习、执行功能等认知缺陷。认知缺陷症状与其他精神病性症状之间存在一定相关性，如思维形式障碍明显患者的认知缺陷症状更明显，阴性症状明显患者的认知缺陷症状更明显，认知缺陷可能与某些阳性症状的产生有关。认知缺陷可能发生于精神病性症状明朗化之前（如前驱期），或者随着精神病性症状的出现而急剧下降，或者是随着病程延长而逐步衰退，初步认为慢性精神分裂症患者比首发精神分裂症患者的认知缺陷更明显。

（三）精神分裂症的临床分型

（1）偏执型

这是精神分裂症中最常见的一种类型，以幻觉、妄想为主要临床表现。

（2）青春型

在青少年时期发病，以显著的思维、情感及行为障碍为主要表现，典型的表现是思维散漫，思维破裂，情感、行为反应幼稚，可能伴有片段的幻觉、妄想；部分患者可以表现为本能活动亢进，如食欲、性欲增强等。该型患者首发年龄低，起病急，社会功能受损明显，一般预后不佳。

（3）紧张型

以紧张综合征为主要表现，患者可以表现为紧张性木僵、蜡样屈曲、刻板言行，以及不协调性精神运动性兴奋、冲动行为。一般该型患者起病较急，部分患者缓解迅速。

（4）单纯型

该型主要在青春期发病，主要表现为阴性症状，如孤僻退缩、情感平淡或淡漠等。该型治疗效果欠佳，患者社会功能衰退明显，预后差。

（5）未分化型

该型具有上述某种类型的部分特点，或是具有上述各型的一些特点，但是难以归入上述任何一型。

（6）残留型

是精神分裂症急性期之后的阶段，主要表现为性格的改变或社会功能的衰退。

（四）患者对他人有妄想怎么办

妄想症患者家属应积极带患者到正规医院治疗，通常要对患者进行心理咨询，避免刺激患者。可以利用药物来进行治疗，也可以通过饮食来进行治疗。要让患者信任自己和他人，别想太多，冷静点。如果可能的话，多带患者去大自然放松一下，慢慢调整心情。

在妄想下可支配患者的思维、情感和行为，所以家属为了掌握患者妄想的内容要以谈心的方式接近患者，注意自己的态度，一定要关心患者的生活，使患者逐步解除顾虑，取得合作。当患者的症状处于活跃期的时候，千万不要贸然触及患者的妄想内容，如果患者回避不谈，不必勉强；当患者主动叙述病情时，要耐心倾听，不要与患者争辩妄想内容的真实性，也不要过早批判。我们可以顺应患者的世界，帮助他获得安全感并逐渐扩大他的安全范围。

（五）如果独处时耳朵里有声音，正常吗

现实生活中，一些人独处时耳朵里会有声响。有些人猜测是耳鸣，但有些会产生幻听幻觉的现象。有幻听出现，就一定是某种精神障碍吗？更有人自述听到了"莫名指示"……那么独处时的声音究竟是什么呢？

告诉你，耳鸣的声感觉是频率和强度基本平稳，患者难以治好。幻听则声感觉无规律，一般情况下，患病原因解除则幻听消失，听觉恢复正常，偶尔有幻听现象并不属于精神疾病，因为正常人在某些特定的情况下也可能出现幻视、幻听的症状。但是如果经常出现幻觉的话，就应该引起我们的重视了，因为某些精神疾病，如精神分裂症，幻听、幻视是其典型临床症状。

精神分裂症的临床症状复杂多样，可涉及感知觉、思维、情感、意志行为及认知功能等方面，个体之间症状差异很大，即使同一患者在不同阶段或不同病期也可能表现出不同症状。最突出的感知觉障碍是幻觉，包括幻听、幻视、幻嗅、幻味及幻触等，而幻听最为常见。

1. 幻听类型

（1）议论性幻听：如果心境"摆针"触碰触发"好"和"不好"这对语音，那么患者就会听到一个人说"好"，另一个人说"不好"，这就是议论性幻听。

（2）评论性幻听：如果单独触发"不好"这个语音。那么患者就会听到有个人说他"不好"，这就是评论性幻听。

（3）争论性幻听：如果触发的是"不干坏事"和"干坏事"这一对语音，这对语音有命令表达功能，这时就会听到两个人在争论，一个人说"不干坏事"，另一个人说"干坏事"，这就是争论性幻听。

（4）命令性幻听：如果触发了"命令"这单个语音，"不去做事情"没有触发，患者就会听到"去做事情"，这就是命令性幻听。

（5）耳鸣式幻听：如果触发的是声词，如昂、嗯、音、嗡等，那么患者就会听到这种声词的声音，患者就会说耳朵听到嗡嗡声。

这就是耳鸣式幻听。

（6）针对式幻听：听到他人在议论我，讨论我，辱骂我，构陷我，批评指责我，甚至是听到了他们在密谋要迫害我等。这类情况属于是针对自己的，也称为针对性幻听。

（7）机械式幻听：患者说"天上有飞机在用电风扇吹大风、下大雨、下大雪、下冰雹来害他"。这电风扇嗡鸣声与飞机是差不多的。与机械有关的幻听，就称为机械式幻听。

（8）莫名其妙式幻听：如果触发没有关联和没有命令功能的语音或生僻字语音识别包，那么患者听到的就是莫名其妙的声音，这就是莫名其妙式幻听。

（9）内脏式幻听：幻听可以通过大脑的错误处理，投射到体内和体外任何地方。比如内脏式幻听，患者听到内脏说话，会觉得有个人在他的肚子里面，造成恐慌。

（10）生理式幻听：通常听到的是无意义的声音，这些声音不是针对自己的，如大自然的声音、金属碰撞的声音、音乐、汽车喇叭声等。

2. 精神分裂症幻听的特点

幻听多出现于疾病早期，也可在疾病的症状发展期出现。早期可出现少量的、较单调的幻听，随病程和病情发展、幻听量逐渐增多、幻听内容逐渐丰富。开始时，患者可能对凭空而来的声音半信半疑，但随着幻听量的增多和内容的丰富，形象逼真，他对幻听丧失了自我认识能力(精神障碍学中叫丧失了自知力)而坚信不移。

多为真性幻听，也可有假性幻听。真性幻听如患者可以清楚地告诉你，声音是通过他的耳朵听来的，声音是在外界，离他一定的距离出现的；假性幻听的患者则说声音不是来自外界，而是存在于

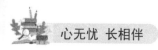

他的脑子里或肚子里。

精神分裂症幻听，多与其他症状，尤其是妄想同时存在，如患者听到声音告诉他，有人要对他进行迫害。于是，患者就可能在幻听的基础上产生被害妄想；也有的患者先有被害妄想，在被害妄想的基础上产生幻听。

幻听的内容多种多样。很常见的是语言性的幻听，患者凭空听到声音。由于是真性幻听，患者可以说出是几个人、是男的还是女的声音，说话的声音是自己熟悉的人还是素不相识的人的声音。其内容常常是对患者不利的，如漫骂贬议，或是说患者犯了大错误，可能还会命令患者去自伤或去投案自首等。

精神分裂症幻听，往往是随疾病发展而发展。不经诊疗很少能自动消失。经过诊疗后，幻听又随病情好转而逐渐减少，患者对幻听的态度逐渐淡漠，直到幻听消失。幻听的重新出现，往往预示着病情的波动与复发。

慢性患者如果有幻听症状，特点是片断、单调、刻板、固定等。精神分裂症早期未得到彻底诊疗，即发展为慢性期；或因疾病的反复复发，后续导致慢性状态，这时的幻听往往极为顽固，患者对幻听的态度已极为淡漠，对声音也毫无反应。

当出现以下情况时，应及时就医：能凭空听到别人听不到的声音；治疗过程中患者幻听的频率、内容发生变化。精神因素导致的幻听病情易反复，需要密切关注，及时就医。

（六）精神分裂症复发的先兆

精神分裂症是一组慢性复发率高的疾病，有研究表明，首次治疗后81.9%患者在5年内复发，22%~55%的患者在1年内发病。每一次的发病都会对患者大脑造成进一步损害，以及严重的认知及行为功能损失，认知缺陷影响了约80%的患者。疾病复发前1个月患者有非特异性表现，如果在发病前1个月内干预能有效减少或预防发病。因此，识别疾病复发的先兆症状尤为重要。

（1）患者自行停药：患者突然不愿意服药，认为自己没病，一部分患者认为服药过多，自行减药。

（2）失眠：患者表现为难以入睡或夜眠浅、易醒，也有患者表现为睡眠过多，睡眠时间昼夜颠倒。

（3）性格改变：突然冲动、易怒、情绪异常，工作效率下降，不愿意上班，易和别人吵架，不愿与人相处，态度敌对，敏感多疑，生活懒散等。

（4）表情变化：患者眼神游离、呆滞，外部刺激难以引起其表情变化，遇到刺激时表现出与平时相反的面部表情。

当患者出现以上异常表现时，家属要及时带患者就医，及时干预，做到"早发现、早干预、早治疗"，帮助患者避免疾病的复发。平时帮助患者正确对待疾病，提高心理承受能力，学会对待应激事件的处理方法，减少不良刺激，及时开导患者，保持心情舒畅，以减少发病。

（七）精神分裂症的药物治疗

对于精神分裂症这种特殊疾病人群来说，用药方面格外重要，这时候一定要他们专门的护理人员来对患者用药，因为很多患者拒绝服药，出现私自藏药的情况，护理人员一定要有较大的耐心，多和患者交流一下让患者配合用药，还有一定要定时定量地给患者服药，不要过多也不要过少。那么，精神分裂症患者如何用药护理呢？

第一，安排专门护理人员用药。由于精神分裂症患者的情况比较特殊，患者情绪不稳定，需要有专门的人来护理给患者用药。护理人员在给患者用药时一定要认真负责，监督患者用完药以后再离开，以免出现私自藏药的可能，还有平时护理人员一定要注意，精神分裂症患者用药以后的身体状况，一旦出现不适和不良反应，立即停止用药并向医生说明情况。

第二，耐心说服患者用药。如果精神分裂症患者需要一些注射用药，这时候护理人员一定要耐心说服，不要强行注射，最好是和患者交流一下，得到患者的配合，在必要的时候还要在其他医护人员帮助下进行，因为精神分裂症患者反抗起来力气一般比正常人大，一些女性是控制不了的。还有在注射的时候一定要遵循用药制度，执行医嘱进行，不要擅自进行一些改动。

第三，定时定量用药。精神分裂症患者每天都要服用一些药物，在医生指导下定时定量用药，能起到稳固疗效的作用。如果擅自改变药物量及服用时间，会导致病情反复，精神科药物大都有平复患者情绪达到镇静的作用，病情反复频率高、间期短的话，使用剂量或是增加，长时间患者就会对镇静剂发生免疫功能，对身体控制力也会越来越弱。

精神疾病需通过一些药物治疗或者是心理治疗来帮助患者慢慢地恢复。因此，家属的护理显得尤为重要，患者每天都要服药，且服药的过程非常漫长，一定要有耐心和责任心，使用正确的方法来对患者进行用药护理。

编者：郑芳芳

二、如何走出心境障碍

 医生导语

疾病概述：心境障碍又称情感性精神障碍，是由各种原因引起的以显著而持久的情感或心境改变为主要特征的一组疾病，主要表现为情感高涨、活动增多等躁狂症状，或是情感低落、活动减少等抑郁症状，具有周期性、反复循环发作或交替出现，间歇期患者精神活动基本正常。起病年龄较早，多在青年期。

照护要点：尽可能地解除或减轻患者过重的心理负担和压力，帮助患者解决生活和工作中的实际困难和问题，提高其自身的应对能力。

（一）心境障碍你了解多少

心境障碍又称情感性精神障碍，是指由各种原因引起的以显著而持久的情感或心境改变为主要特征的一组疾病。临床上主要表现为情感高涨或低落，伴有相应的认知、行为改变和有幻觉妄想等精神病性症状。多数患者有反复发作倾向，每次发作多可缓解，部分可有残留症状或转为慢性。

心境障碍目前病因未明，现有的研究发现可能的发病机制涉及遗传、神经生化、神经内分泌、神经电生理、神经影像、神经发育及社会心理因素各个方面。而目前有效的治疗手段主要是针对心境障碍的神经生化异常进行的，包括了5-羟色胺、去甲肾上腺素、多巴胺等神经递质系统。

心境障碍的临床表现可有情感高涨、低落，以及与此相关其他精神症状的反复发作、交替发作，或混合发作。因而其临床症状特征可按不同的发作方式分别叙述。

（1）抑郁发作：抑郁发作通常以典型的心境低落、思维迟缓、意志活动减退"三低症状"，以及认知功能损害和躯体症状为主要临床表现，多数患者共患焦虑，个别可存在精神病性症状。

（2）躁狂发作：临床上，躁狂发作的典型症状是心境高涨、思维奔逸和活动增多。常伴有瞳孔扩大、心率加快、体重减轻等躯体症状，以及注意力随境转移，记忆力增强紊乱等认知功能异常，严重者出现意识障碍，有错觉、幻觉和思维不连贯，称为"谵妄型躁狂"。躁狂发作临床表现较轻者称为轻躁狂，对患者社会功能有轻度的影响，部分患者有时达不到影响社会功能的程度，一般人常不易觉察。

（3）混合发作：指躁狂症状和抑郁症状在一次发作中同时出现，临床上较为少见。通常是在躁狂与抑郁快速转相时发生。例如，一个躁狂发作的患者突然转为抑郁，几小时后又再复躁狂，形成"混合"状态。但这种混合状态一般持续时间较短，多数较快转入躁狂相或抑郁相。混合状态发作时躁狂症状和抑郁症状均不典型，容易被误诊为分裂性心境障碍或精神分裂症。

（4）环性心境障碍：是指心境高涨与低落反复交替出现，但程度均较轻，不符合躁狂发作或抑郁发作时的诊断标准。轻度躁狂发作时表现为十分愉悦、活跃和积极，且在社会生活中会作出一些承诺；但转变为抑郁时，不再乐观自信，而成为痛苦的"失败者"。随后，可能回到情绪相对正常的时期，或者又转变为轻度的情绪高涨。一般心境相对正常的间歇期可长达数月。其主要特征是持续性心境不稳定。这种心境的波动与生活应激无明显关系，与患者的人格特征有密切关系，过去有人称为"环性人格"。

（5）恶劣心境障碍：指一种以持久的心境低落为主的轻度抑郁，

而从不出现躁狂。患者在大多数时间里，感到心情沉重、沮丧，看事物犹如戴一副墨镜一样，周围一片暗淡；对工作兴趣下降，无热情，缺乏信心，对未来悲观失望，常有精神不振、疲乏、能力不足、效率降低等体验，严重时也会有轻生的念头；常伴有焦虑、躯体不适感和睡眠障碍，无明显的精神运动性抑制或精神病性症状，工作、学习、生活和社会功能不受严重影响。患者常有自知力，主动要求治疗。患者抑郁常持续 2 年以上，其间无长时间的完全缓解，如有缓解，一般不超过 2 个月。此类抑郁发作与生活事件和性格都有较大关系，也有人称为神经症性抑郁。

对怀疑为心境障碍的患者均应做全面的体格检查（包括神经系统检查），以排除躯体疾病的可能，也需排除可能由躯体疾病或物质依赖所致的心境障碍。通常，心境障碍无特异性生物学指标，部分双相障碍患者（尤以女性）可能有甲状腺功能减退，因此应做甲状腺情感功能测定。对过度兴奋及进食不好者应注意评估水、电解质代谢及酸碱平衡。在治疗过程中进行药物血浓度测定，以保证疗效、监测毒副反应及治疗依从性。

（二）心境稳定剂

心境稳定剂是一类对情绪不稳定、冲动、激越、情绪恶劣等有治疗效果的药物。①广泛用于情感障碍的治疗，它们主要用于抗躁狂、抗抑郁或维持与预防躁狂和抑郁，能够防止双相情感障碍患者躁狂症和抑郁症的两个阶段相互转化。②心境稳定剂包括如碳酸锂、卡马西平、拉莫三嗪、丙戊酸盐、托吡酯和非典型抗精神病药物。③对于临床应用实际过程当中，碳酸锂主要用于躁狂症和双相障碍。拉莫三嗪主要应用于双相抑郁，而丙戊酸盐主要应用于双相情感障碍的混合状态。④其他非典型抗精神病药物主要用于躁狂发作，喹

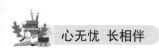

硫平可用于躁狂发作和抑郁发作。不同剂量的喹硫平，可以分别治疗精神分裂症、躁狂症和抑郁症。

1. 传统心境稳定剂主要分为两大类

其一是锂盐，其作用机制目前还不完全清楚，但能够降低患者的自杀风险，还有潜在的神经营养和神经保护作用。其中，碳酸锂是最经典的心境稳定剂。

其二是抗癫痫药物，其中丙戊酸盐、卡马西平的疗效比较受大家的认可，拉莫三嗪、托吡酯、加巴喷丁也具有心境稳定剂的作用。

在众多的心境稳定剂中，我们具体讲讲卡马西平的功效：卡马西平是一种用来治疗慢性疼痛的药物，可以用于治疗癫痫发作、与三叉神经痛相关的疼痛，还有双相情感障碍。在治疗癫痫发作中，卡马西平在2周内就能起效；但治疗双相情感障碍时，却需要数周。

2. 总体疗效

Kleindienst等人曾进行过一项长达2.5年的随访研究。他们发现，对双相情感障碍Ⅰ型患者来说，使用锂盐的疗效要比使用卡马西平更好；而在双相情感障碍Ⅱ型或未定型的患者中，这两者是同样有效的。这项研究也表明，与卡马西平相比，锂盐能够使双相情感障碍患者的住院天数明显减少。

3. 不良反应

双相情感障碍的治疗需要通过长期服药来维持，因此在用药时也要考虑到药物的不良反应。药物指南中明确指出，卡马西平常见的不良反应有复视、视物模糊、眩晕、头痛、嗜睡等，也会有口干、恶心、呕吐、皮疹、白细胞减少、肾功能异常等其他不良反应。所以，在使用卡马西平的时候需要定期检查肝功能、血常规及尿常规。而由于卡马西平会导致血药浓度下降，在开始使用的几个月，需要随时调整药物剂量。

4．疾病复发率

有研究结果表明，服用锂盐的患者，疾病的复发率远低于丙戊酸盐或卡马西平。同时，相比于卡马西平及丙戊酸盐，患者坚持服用锂盐的时间越长，越不容易复发。在坚持服药而无复发的时长统计中，锂盐为 81 个月，丙戊酸盐为 36 个月，卡马西平为 42 个月。在双相情感障碍的发作期，通过合理治疗往往能够尽快控制抑郁或躁狂症状，而在维持期的治疗目标是治疗发作间歇期的其他情感症状，并提高心理社会功能，防止新的躁狂或抑郁发作，维持持续稳定的心境。因此，需要选用疗效好、不良反应小且维持治疗时复发率低的药物。在躁狂发作时，当即使使用了首选治疗药物的最佳剂量，也无法控制症状的时候，可以考虑更换卡马西平治疗；在抑郁发作时，卡马西平仅作为三线治疗，只为难治性患者准备；而在双相混合状态时，在锂盐及丙戊酸盐治疗失败后可以考虑加用卡马西平、拉莫三嗪等治疗。结合临床经验及相关研究，可以看出，不论是在双相情感障碍的疾病发作期，还是疾病的维持治疗期，卡马西平都不是首选药物。在实际中，还是需要根据患者的病情及对药物的反应来制订个性化的治疗方案，达到控制病情、预防复发的目的。

（三）心境障碍患者要坚持服药

心境障碍是由多种原因引起的一种持续的心境改变的疾病。①抑郁发作，患者可能情绪低落、思维缓慢、活动减少、兴趣缺乏，感觉活着没什么意思，就是无助、无用的感觉，觉得自己活着拖累别人。患者可能有一些幻觉或者妄想，有的可能有自杀的倾向或者是行为，这叫抑郁。②躁狂，患者的情绪就比较高涨、思维比较快、比较奔逸，普通人的想法跟不上他的转变。他的活动增多，有的是夸大妄想，有一部分患者是轻躁狂，自我感觉特别良好，情绪比较高涨，比方说狂购物，其实买的东西对他来说没意义，但他控制不住，这叫轻躁狂。③躁狂和抑郁都有的，叫双相障碍。患者既有躁狂或轻躁狂，也有抑郁的发作，治疗难度可能更大一些，药物治疗是治疗心境障碍的基础。一个人患上了心境障碍，并非因为想不开，"心眼小"，而是大脑的神经元出现了问题，这个时候首先要做的就是进行神经元的修复和治疗，目前帮助修复神经元的药物普遍运用的是情绪稳定剂、长程的抗抑郁焦虑的药物，以及帮助睡眠的短程镇静剂。

轻度和初发的心境障碍，就像人患上了感冒，如果身边的环境较好（支持系统完善），休息不错（睡觉没有问题），经过自己的调整和人体本身的自我修复功能，可以达到完全的恢复。对于他们而言，心理咨询更为重要，为了避免和预防下次再出现这样的状况。初发并且经过临床诊断需要药物介入的患者，第一次用药效果非常理想，康复起来也很快，但是切勿自行停药。一旦自行停药，病情每一次复发，药物的作用就会降低，而吃药的时间就需要加长，直到最后有可能变成终身吃药。

中重度的心境障碍，仅仅依靠心理咨询和自我调整很难恢复，药物是必需品，因为是生病了，患者的某个器官出现了状况。用感冒做比喻，比如感冒的情况已经开始严重，多少天还是高烧不退，多少天还在咳嗽，这个时候就必须加入药物，因为一旦拖下去，病情就会严重，可能或烧成肺炎，可能会支气管炎，也可能会病毒感染，还有可能变成心肌炎。所以那些通过自身很难调整的心境障碍者，药物是首选，不要因为担忧药物的不良反应而拒绝用药。当你翻开所有的药物说明书，都会或多或少地被不良反应吓住，精神科的药物也是如此。

对于情况严重、情绪非常不稳定的患者进行心理疏导是不明智的，比如一个完全没有自我意识的人，一个过分焦虑的人，他连坐下来 10 分钟都是一件很困难的事情，别说 50 分钟。所以坚持服药才是最重要的事情。

（四）睡眠护理对心境障碍患者很重要

精神疾病患者普遍有睡眠异常，约一半的慢性失眠患者有精神疾病的问题，失眠被认为是精神疾病的高危因素。睡眠障碍既是精神疾病的重要诱因，又是精神疾病的重要症状。调查发现精神障碍是失眠首位的原因，失眠常见于下列精神障碍：心境障碍、焦虑障碍、创伤性应激障碍、酒精中毒、躯体化障碍等。更为严重的是，失眠与精神心理疾病的关系常被人群忽视，而相关调查数据显示，90%的精神疾病患者，前期都有不同程度的失眠症状，久而久之出现精神紊乱，诱发严重的精神疾病。

精神疾病与睡眠障碍的关系较为复杂：①精神症状可以放大或加重睡眠障碍；②精神障碍的病理过程破坏睡眠质量；③失眠是精神障碍的高危因素；④精神障碍可以引起失眠，过度睡眠和睡眠质量改变(夜惊等)；⑤1/3～1/2 的慢性失眠患者有精神疾病的问题。许多研究发现，心境障碍严重程度与睡眠障碍有关。

心境障碍患者自述有睡眠时间、质量及白天精力的改变：大约90%抑郁发作患者有睡眠质量问题，睡眠障碍是抑郁症发病早期常见的临床症状之一。欧洲六国调查 1 866 名抑郁症患者发现，有睡眠障碍的占 63%，主要包括睡眠维持困难、早醒、睡眠过度及晨醒时有心境恶劣的倾向，早醒、睡眠维持障碍与精神运动激越、体重减轻、食欲下降往往是配对出现的；而睡眠过多通常与精神运动抑制、食欲增强、体重增加配对出现。长期以来这两种关系被忽视，许多抑郁症患者因此被延误诊治。睡眠障碍是抑郁症的危险因素之一，顽固而持久的睡眠障碍，是抑郁自杀的危险因素。失眠者中的抑郁症发病率比非失眠者高 3~4 倍，常在失眠 1 年以内发病，最常见的主诉是失眠，睡眠障碍常带来痛苦感，因此加重了抑郁症患者的功能损害。少数患者睡眠过度或睡眠总时间延长；年轻抑郁症患者睡眠潜伏期大多延长，老年患者入睡多正常，但与梦有关的觉醒次数增加，扰乱了睡眠的持续性，降低睡眠效率。值得注意的是，睡眠紊乱和睡眠结构改变可以早于重性抑郁发作，也可以在重性抑郁发作缓解之后持续存在。总之，抑郁症患者的睡眠障碍更多地表现为失眠。

双相情感障碍患者发作间歇期，睡眠障碍仍会持续，表现为睡眠持续性降低、有效睡眠减少、梦境片段化等。研究还表明，心境障碍患者有更高概率患原发性睡眠障碍，如睡眠呼吸暂停、不宁腿综合征、生理节律异常、嗜睡发作、意识模糊性觉醒等。

（五）心境障碍可以自愈吗

心境障碍是常见的精神疾病，以显著而持久的心境改变为特点，表现为情感高涨或低落。经过临床治疗大多数患者可以缓解，少部分会残留某些症状，且转化为慢性心境障碍。此类疾病虽可以缓解，但不代表可以自愈，疾病易反复发作，如不积极进行治疗，随着时间推移，疾病严重程度会逐渐加重，发作间歇期逐渐缩短，甚至影响患者的认知功能和社会功能。建议患者积极接受医生的系统治疗，坚持长程系统的治疗是减少复发的有效手段。

1. 抑郁发作的治疗

抑郁发作的治疗主要包括药物治疗、心理治疗和物理治疗。

（1）药物治疗：药物治疗是中度以上抑郁发作的主要治疗措施。目前临床上一线的抗抑郁药主要包括选择性 5-羟色胺再摄取抑制剂（SSRI）、5-羟色胺和去甲肾上腺素再摄取抑制剂（SNRI）、去甲肾上腺素和特异性 5-羟色胺能抗抑郁药（NaSSA）等，对于难治性患者可以考虑转换不同机制的药物、合并增效药物或者多种药物联合治疗。

（2）心理治疗：对有明显心理社会因素作用的抑郁发作患者，在药物治疗的同时常需合并心理治疗。常用的心理治疗方法包括支持性心理治疗、认知行为治疗、人际治疗、婚姻和家庭治疗、精神动力学治疗等，其中认知行为治疗对抑郁发作的疗效已经得到公认。

（3）物理治疗：有严重消极自杀企图的患者及使用抗抑郁药治疗无效的患者可采用改良电抽搐（MECT）治疗。电抽搐治疗后仍需用药物维持治疗。近年来又出现了一种新的物理治疗手段——重复经颅磁刺激（rTMS）治疗，主要适用于轻中度的抑郁发作。

2. 躁狂发作和混合发作的治疗

躁狂发作和混合发作的治疗主要包括药物治疗和改良电抽搐治疗。其中最主要的治疗药物是抗躁狂药碳酸锂和抗癫痫药（丙戊酸盐、拉莫三嗪等），它们又被称为心境稳定剂。对于有明显兴奋躁动的患者，可以同时使用抗精神病药物，包括经典抗精神病药（氟哌啶醇、氯丙嗪）和非典型抗精神病药（奥氮平、喹硫平、利培酮、齐拉西酮、阿立哌唑等）。严重的患者可以同时使用改良电抽搐治疗。

患者若是有性格方面的缺陷，或是患者治疗依从性不够，过早停药或再次遇到重大的刺激，便会导致疾病再次复发，并且复发次数越多，复发会越频繁，因此患者一定要坚持治疗，并且遵照医生的建议减药或停药，不要自行决定。除此之外，还要保持良好规律的生活方式，有一个积极乐观的生活态度。心境障碍和其他疾病一样，只要经过适当的治疗，病情就可以得到控制，回到正常的状态。对于心境障碍这个疾病，通常会存在两方面的误区，第一是否认这个疾病，不去就医；第二是不遵从医嘱，从而使病情复发。

随访研究发现，经药物治疗已康复的患者在停药后的 1 年内复发率较高，因此心境障碍患者主张预防性治疗（维持治疗），多次发作者建议终身服药。长期按时服药、定期门诊随访是该病最重要的预防措施。此外，心理治疗和社会支持系统对预防本病复发也有非常重要的作用。

（六）家人应该如何与心境障碍患者沟通

掌握患者的病情与了解患者的想法是与心境障碍患者沟通的必要条件。由于精神疾病是大脑功能发生紊乱导致认知、情感、行为和意志等精神活动不同程度障碍的疾病，其本身也缺乏对疾病的认识和判断，甚至认为自己的病态体验是正确的，很少向家人吐露内心体验，造成沟通困难，故了解病情是沟通成败的关键。这就要求家属掌握患者发生疾病的原因、主要症状、病情程度、发展过程及治疗经过等。

语言沟通与非语言沟通是精神科心理护理的主要方式，也是家属和患者之间沟通的桥梁，语言沟通中诚恳的态度肯定的语气可使患者产生信任感，有利于心理护理更好地进行。心理护理主要是加强同患者的感情交流，主要有两种方式，即语言交流和非语言交流。

（1）语言交流：是通过语词，如说和写为媒介的，语言交流能精确有效地传达真实的信息，语言交流是有一定的局限性，受到个人的文化素养的影响。家属要成功地与患者交流，必须认识到交流的局限性。

（2）非语言交流：包括除讲和写的其他一切方式，它运用了人的 5 个感官。在家庭环境中，在语言交流遇到困难的情况下，非语言交流就更为重要。例如，与心境障碍患者接触时、交谈时，态度要和蔼、亲切、耐心；对话多的患者尽量不要与他人过多的交谈或争论，更不能因患者有夸大语言而讽刺、嘲笑他。患者话特别多时，可采用引导、转移注意力的方法，若患者与家人一直说个不停时，家人可在话语中提醒他时间不早了，该休息或吃饭了，或说还有其他工作，改天在谈，等等，这样患者一般都会乐于接受的。这类患者不宜居住在家庭生活无规律或家人不和睦的家庭中。房间的色彩宜用冷色调，如绿色、蓝色为好，房间布置也以简单、清雅为好。在患者发病这段时间内，家中尽量保持安静，尽量少接待客人，如聚餐、聚会等。听音乐时也应尽量放些节奏舒缓的小夜曲或轻音乐，不宜放节奏过于激烈的乐曲，以免引起患者兴奋。同时也可以跟亲友沟通，通过沟通交流来缓解内心不安或负面情绪，从而可以发泄及正面的疏导，这对健康是有好处的。平时也可以多参加些社交活动，比如朋友聚餐之类的，丰富自己的生活。

编者：吴晓宁

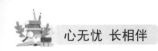

三、被误解的暴脾气——躁狂

 医生导语

疾病概述： 以心境显著而持久的改变——心境高涨为基本临床表现，伴有相应的思维和行为改变，有反复发作的倾向，间歇期完全缓解。发作症状较轻者可达不到精神疾病的程度。本病发作表现为躁狂相，其含义和诊断标准为：患者心境高涨，与所处的境遇不相称，可以兴高采烈，易激惹、激越，甚至发生意识障碍。严重者可出现与心境协调或不协调的妄想、幻觉等精神病性症状。

照护要点： 保证患者的安全及生理方面的需求得到满足，避免冲动、暴力行为的发生；平时让患者多听舒缓的音乐，延长睡眠时间，维持和谐的家庭关系让患者保持放松的状态。

1. 什么是躁狂

"躁狂"一词在生活中耳熟能详，身边不乏有人兴奋，话多，人们就会与躁狂联系起来，那什么是躁狂？并不是所有的喋喋不休、兴奋话多就可以诊断是躁狂发作，躁狂是心境障碍的一种，是独立单元，主要表现为情感高涨、易激惹、精力旺盛、语言增多、语速增加、意志活动增多等持续 1 周以上，部分患者可以出现幻觉、妄想等精神症状。

躁狂可以分为轻躁狂及复发性躁狂，可伴有也可不伴有精神病性症状。发病年龄较早，多于 45 岁以前，首次发作可出现在青春期，起病较急，数日内即可发展到疾病状态。如果长期不予理会及治疗，容易反复且导致人格的改变及社会功能的退化，严重者可能对他人造成危害或产生不良后果。

2．为什么会躁狂，诱因有哪些

（1）压力：患者不会处理压力，习惯将情绪藏在心里，不良情绪堆积随时可能触发疾病。

（2）睡眠：严重的睡眠不足，连续多日不睡或每日严重睡眠缺失诱发疾病。

（3）负担过重：工作、家庭及各类突发事件，有时候如洪水猛兽全部袭来，当状态不好的时候，容易导致疾病的发生。

（4）重大变故：当家庭出现重大的事件时，患者在强烈的情绪波动下也可产生躁狂。

（5）遗传和家庭环境：躁狂属于情感障碍，有一定的遗传倾向，而家庭环境对疾病的发病也起到很大的作用。

（6）体质：现实生活中，矮胖型且伴循环型人格障碍者，发病率明显增高。

3．躁狂症该如何治疗

躁狂症一般不能自愈，发现后应该积极治疗。

（1）药物治疗：情绪稳定类药物，如锂盐、奥氮平等有助于尽快缓解症状。

（2）物理治疗：电抽搐可治疗较为严重的躁狂发作，也可以改善症状。

（3）心理治疗：可以求助于专业的心理医生，改善不良认知情绪，促进疾病的康复。

（4）另外，除了通过专业治疗以外，还可以进行自我调适。

①学会放松身心：听舒缓的音乐，看轻松的电影，经常保持身心愉悦，都有助于疾病的康复。

②养成好习惯：不良习惯容易导致疾病的复发，如日夜颠倒、

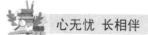
巨大的工作压力等，平时要早睡早起，不熬夜，保证充足的睡眠。

③学会控制情绪：平时遇事不急不躁，从容对待，自我控制好情绪，预防复发。

④合理搭配饮食：饮食宜清淡，多碳水化合物，多维生素，这些食物可以提高人脑血清素水平，避免不良情绪。

躁狂的危害性较大，严重时可威胁生命，一旦发现异常情况，应告诉家人和朋友，寻求他们的帮助，并及时到专业机构排除或积极治疗。

4. 面对"发脾气的孩子"我们需要硬抗吗

狂躁症主要的表现是：情感高涨、思维奔逸，以及语言动作的增多，就像"发脾气的孩子"。与"发脾气的孩子"相处是一件不容易的事情，我们一定要掌握好方法，避免激怒他们，我们需要学会更多的相处知识才能完全迎合患者的需要。要做到态度和蔼、亲切、富有耐心；尽量不要与患者过多地进行交谈，不能争论，更不能有讽刺嘲笑的方式对待"发脾气的孩子"。当患者话特别多时，需要采用引导或转移注意力的方法避免他多说。如患者总是说个不停，则需要提醒他时间不早了，该休息或者是吃饭了，或说有其他的工作需要做，改天再继续谈，等等，使用委婉的方式拒绝，这样患者一般乐于接受。躁狂症患者好管闲事，平时看不惯的事情此时更看不惯，打抱不平，小题大做，非要按他的意愿办事情。我们应尽量满足他相对合理的要求，避免激惹患者，以免造成冲动、伤人等过激行为。不能让患者单独外出，尤其是人流多的地方，因为患者喜欢表现自己，容易兴奋，这样对病情更不利。

编者：滕秀菊

四、被偷走的快乐——抑郁障碍

 医生导语

疾病概述：抑郁障碍可由多种病因引起，是一种常见的心境障碍，以显著而持久的心境低落为主要特征，伴有相应的思维和行为异常。部分病例有明显的焦虑和运动性激越，严重可伴有精神病性症状、发作性病程，有复发倾向。有时可有残留症状或转为慢性。

照护要点：心理关爱应贯穿其生活、学习或工作之中，帮助患者改变不良认知，消除不必要的顾虑和悲观情绪。对于有明显消极自杀观念和行为的患者，及时给予危机心理干预。

（一）什么是抑郁症

抑郁症是现在最常见的一种心理疾病，以连续且长期的心情低落为主要的临床特征，是现代人心理疾病最重要的类型。心情低落和现实过得不开心，情绪长时间地低落消沉，从一开始的闷闷不乐到最后的悲痛欲绝、自卑、痛苦、悲观、厌世，感觉活着每一天都是绝望地折磨自己，消极，逃避，最后甚至有自杀倾向和行为。患者有躯体化症状，如胸闷、气短。每天只想躺在床上，什么都不想做。有明显的焦虑感。更严重者会出现幻听、被害妄想症、多重人格等精神分裂症状。

（二）抑郁症的早期表现

1. 心境低落

患者主要表现为显著而持久的情感低落、抑郁、悲观。轻者闷闷不乐、无愉快感、兴趣减退，重者痛不欲生、悲观绝望、度日如

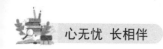

年、生不如死。

2．思维迟缓

患者思维联想速度缓慢，反应迟钝，思路闭塞，自觉"脑子好像是生了锈的机器""脑子像涂了一层糨糊一样"。临床上可见主动语言减少，语速明显减慢，声音低沉，对答困难，严重者交流无法顺利进行。

3．意志活动减退

患者意志活动呈显著持久的抑制。临床表现行为缓慢，生活被动、疏懒，不想做事，不愿和周围人接触交往，常独坐一旁，或整日卧床，闭门独居、疏远亲友、回避社交。严重时连吃、喝等生理需要和个人卫生都不顾，蓬头垢面，不修边幅，甚至发展为不语、不动、不食，称为"抑郁性木僵"。

4．认知功能损害

研究认为，抑郁症患者存在认知功能损害。主要表现为近事记忆力下降、注意力障碍、反应时间延长、警觉性增高、抽象思维能力差、学习困难、语言流畅性差和空间知觉、眼手协调、思维灵活性等能力减退。认知功能损害导致患者社会功能障碍，而且影响患者远期预后。

5．躯体症状

主要有睡眠障碍、乏力、食欲减退、体重下降、便秘、身体任何部位的疼痛、性欲减退、阳痿、闭经等。躯体不适可涉及各脏器，如恶心、呕吐、心慌、胸闷、出汗等。睡眠障碍主要表现为早醒，一般比平时早醒2~3小时，醒后不能再入睡，这对抑郁发作具有特征性意义。有的表现为入睡困难，睡眠不深；少数患者表现为睡眠过多。体重减轻与食欲减退不一定成比，少数患者可出现食欲增强、体重增加。

（三）心情不好和抑郁症，应该如何区分

是不是我们感觉情绪低落，就一定是抑郁症呢？不是这样的。

情绪低落不一定就是抑郁症，而抑郁症也不只有情绪低落，还有其他的症状。把情绪低落一概地认定为抑郁症，这种想法是存在一定误导性的。虽然它是现今很常见的一个现象或者说是病症，但我们还是不要轻易给自己和别人贴这个标签，免得带来不必要的压力。因为"抑郁症"对很多人来说还是很可怕的一个字眼，大家都是唯恐避之不及。一旦被贴上这个标签，压力就会很大。有可能之前并不是抑郁症，一旦被贴上这个标签后就更加抑郁了，这是很常见的一个现象。那么，我们如何鉴别正常人的情绪低落和抑郁症呢？其实，我们每个正常人都会有一些情绪低落的时候。情绪不好、失眠的时候，这种个别的、正常人偶发的情绪现象，我们不能一概认定是抑郁症。

1．情绪低落是否持续超过 2 周

首先要看持续时间。

如果这种低落的情绪持续了一会儿或者是几个小时，之后又发生了一件开心的事情，你就开心起来了，那这种显然不是抑郁症。或者是发生了一件比较大的事情，情绪低落持续了几天，但几天以后也调节过来了，这种情况也可能不是真的抑郁症。我们认为几天、1 周，甚至 2 周以内的这种情绪低落，都属于正常范围。但是，一旦超过了 2 周，就需要引起重视。因为抑郁症的诊断病程要求就是"2周"，就是指这种低落的情绪，一定要持续"2 周"以上作为一个基础和前提。

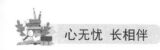

那么，是不是持续 2 周的低落情绪就一定是抑郁症呢？也不一定，还要看其他的症状。只有符合这些抑郁症症状的数目，并且对正常的社会功能产生了严重的影响，才会被诊断为抑郁症。

我们所说的"社会功能"的影响主要有哪些呢？"社会功能"就是指工作能力、社交兴趣、饮食、睡眠等这些正常的生活，包括学生学习的能力、注意力。所以，要看这些正常的社会功能是不是受到影响。一般的情绪低落，对社会功能的影响是非常小的，但是一旦到了抑郁症的程度，对社会功能的影响就是很明显的。

2．有哪些躯体症状呢

比如说胸闷、头昏、乏力、注意力不集中、失眠（早醒也属于失眠的一种）、性欲降低、食欲减退……这些都可以是抑郁症的躯体症状。抑郁情绪或情绪低落一般是不会出现这些症状的，只有到了抑郁症的程度才会出现，而且这些躯体症状一时还无法消减、无法改善。有些人的抑郁症是一种反复发作，并且有持续加重的倾向。这一次持续了几天，过几天好了，但是过些天又发作了，并且发作的情况比上一次更加严重，甚至时间也更长了。虽然过几天还能够缓解，但是过不多久又会发生。这种反复发作、持续加重的倾向，也是抑郁症的一个表现，这不是一个正常的情绪起伏。

3．是否有家族史

我们在每次做抑郁症评估的时候，还会对家族史进行排查。问家族当中，直系、旁系三代以内是不是有精神、心理方面的问题。不仅限于抑郁症，还有焦虑症、躁狂症、双向情感障碍、精神分裂症、强迫症……这些都要问。如果有这个家族史，我们就会认为有这个基因因素的影响，加之后天不良的社会环境因素就会容易发病。

有家族史者，当情绪不好的时候就需要重视和谨慎，最好能够请精神科医生做评估确诊，是不是达到了抑郁症的诊断标准。

4. 选择药物治疗还是心理治疗

正常人的低落情绪是否通过药物治疗呢？有些人可能只是有一些抑郁情绪，还达不到抑郁症的诊断标准，但是他有强烈的主观愿望想去尽快改善自身状况，就会要求药物治疗。一般情况下，抑郁症严重程度要到中度以上才会建议药物治疗，不到中度还是建议心理治疗。但是有些人可能因为工作等原因对自己要求比较高，于是想通过药物希望能够尽快改善状况。但当没有达到使用药物的标准来用药，药效不一定好。这样带来的往往是不良反应：头晕、嗜睡、乏力等。所以还是建议做心理治疗。

（四）得了抑郁症怎么办

1. 抑郁症除了吃药还能做什么

临床精神心理治疗表明，如果一种抑郁、焦虑的负面情绪超过4周，那么，这种情绪状态就很有可能达到了抑郁症、焦虑症了。如果是超过半年以上的话，就很有可能是中度以上的程度了。不管是以上哪种情况表现，都应该及时求助专业治疗或寻找有效的自我调整。避免症状恶化，加重导致不良后果。那么得了抑郁症后除了吃药以外我们还能做些什么呢？

（1）正念训练

培养平等心，改变过去不良的心理模式（敏感、多虑、多疑、患得患失、完美主义），是走出抑郁症、焦虑症等神经症的重要途径。那么如何改变这种心理模式呢？这正是接下来要给抑郁症的朋友所分享的一种正念方法"观息法"。什么是观息法？简单来说，

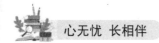

就是持续地、不加评判地观察（觉知）鼻孔的呼吸进出，不做任何思考、想象和分析。

（2）观息法练习

①尽量是安静的室内环境，盘腿静坐在平整的地方，闭上眼睛，合上嘴，将心专注在鼻孔处，持续不断地观察（觉知、感觉）鼻孔的呼吸进出。

②不做任何的思考、分析、评判和联想，如果走神了，就再拉回到呼吸上，走神了，就再拉回来，如此反复地练习。

③建议早晚各一次，每次不少于 20 分钟，多多益善。

（3）运动

在欧洲，运动被认为是最有效治疗抑郁症的方法。有太多研究表明，运动、锻炼对身心的修复具有最天然的功效，这是其他任何药品、补品都无法达到的。尤其对于像精神疾病或情绪不好的人具有非常快速、明显的改善效果。

美国一个心理研究中心，通过研究发现，人在快速运动半小时以上时，大脑中神经递质（5-羟色胺、谷氨酸）的含量会明显增加。从生理学来说，神经递质水平的增加、平衡是人情绪平稳的生物基础，相反，人的情绪就会失衡，如抑郁、焦虑、紧张、烦躁、容易激动等情绪的波动。这也正是临床心理治疗中药物使用的目的。但药物是无法和运动相比的，运动是调动自身系统修复的过程。

什么样的运动效果更好呢？例如，跑步、游泳、快走、骑车、爬山等。值得一提的是，除了游泳外，运动最好是室外的，是与大自然接触的。

（4）日常安排

给自己每天的生活做一个合理安排，做事情，动起来，渐渐地你的情绪就会被调动起来，坚持进行，生活也会给你启发。从另一个方面来说，当你投入一件身体力行的事情时，你便没有太多精力胡思乱想，也会削弱你对负面情绪的关注和体验；反之，你就很容易陷入在自己的负面情绪里，越陷越深。

（5）旅行

就当给自己放个假，换换环境，让自己进入山水间，找一些山水好的地方，出去走走、看看、散散心。也可到山林间、大海、空旷无人的地方，或对着天空，去大声呐喊，把所有的孤独、委屈、压抑、焦虑、悲观、绝望的情绪都通通地喊出去。虽然，这并不能从根本上解决问题，但也能达到一定程度上的情绪宣泄。

（6）阅读

抑郁症患者需要改变自己过去的一些错误的观念，学会从不同的角度看待事物，面对生活中的盛衰起伏懂得保持平常心，这是需要培养的心态。所以，抑郁症患者可以去看一些心理学及正念禅修的书来学习。

2. 吃抗抑郁药人会变傻吗

（1）首先我们来了解一下什么是抗抑郁药

抗抑郁药是主要用来治疗以情绪抑郁为突出症状的疾病的精神药物。与兴奋药不同，它只能使抑郁症患者的抑郁症状消除，而不会使正常人的情绪提高。抗抑郁药于 20 世纪 50 年代问世，现在已成为抑郁症患者的首选治疗手段，这类药物还有抗焦虑、抗强迫等作用。

（2）那么吃抗抑郁药会成瘾吗

当然不会成瘾。由于治疗抑郁症服药的时间比较长，包括药物起效、疗效维持和巩固，总治疗时间可能要数年。临床上有些患者停药不合理，病情就容易波动，导致大家误认为药物有依赖性，会成瘾。例如，一些患者在服用抗抑郁药的过程中突然停药，就可能会出现撤药反应，如焦虑、恶心、腹泻、多梦甚至噩梦。若停药前慢慢减药的话，上述情况可以避免。与镇静剂（或酒精，甚至毒品）不同的是，抗抑郁药不会出现需要持续不断加量以达到同样效果的情况，也不会令你觉得自己渴求抗抑郁药。

（3）吃抗抑郁药会有哪些不良反应呢

可能会引起口腔干燥、便秘、头晕、恶心、呕吐、嗜睡、性生活问题、思维迟缓、焦虑、失眠、肝肾功能损害、白细胞减少等不良反应。这种情况一般要定期复查血常规及肝肾功能等。所有药物都有不良反应，但是用药有一个前提，只要服药对人的好处大于它可能带来的不良反应，那么吃药就是"利大于弊"，可以坚持服药的。此外，多数药物的不良反应是能够被及时发现的，之后停药或者换药，就不再有不良反应、不会对身体造成永久损伤了。

那么很多患者及家属担心长期吃抗抑郁药会把患者吃"傻"，所以往往不愿意接受长期药物治疗。患者在服药后出现了一些昏昏沉沉、动作迟缓、四肢不灵活等现象，易给人以"傻"的感觉。其实这是药物的不良反应，而患者的理解力、计算力、判断力并不受影响。这种药物的不良反应在适当的治疗后可以得到有效的缓解，而当前一些新型抗抑郁药物中的这些不良反应已经大大地减轻。因此，千万不要因为这些不良反应，而延误治疗时机。

（五）抑郁症失眠小妙招

通常情况下抑郁症患者都会伴随精力减退、失眠、焦虑、躁动、注意力下降等。其次，暂时的抑郁情绪不会对人造成太大的影响，但抑郁症会影响到一个人的方方面面。因此，失眠和焦虑、抑郁既是递进关系，又是互相影响，彼此加重的关系。失眠是由于社会及生活等原因导致精神压力过大引起，表现为入睡困难、早醒等，长时间这样就会加重精神紧张、惊恐、头痛及精力不够而产生焦虑的表现，如果还不能及时治疗或缓解，慢慢就会出现情绪低落、对事物反应差、悲观、缺乏主动性等抑郁的表现，严重者甚至出现自杀的行为。另外也有一些人由于天生的承受能力差，很小的一件事就会焦虑不安、心慌、胸闷、兴奋性增高，而且反复发生自然就会导致失眠多梦，梦中惊醒，一段时间过度紧张后会导致精神涣散，崩溃，慢慢陷入抑郁状态。

如果得了抑郁症失眠怎么办？首先我们来分享如下 4 种最简单的缓解方式。

1．参加活动

一些患上了抑郁症的人不愿意活动，总是喜欢一个人待着，因此，家属就得积极地劝患者尝试做一些轻微的体育锻炼，如散步、简单的肢体活动、慢跑等，还可以参加一些其他的活动，如演讲、参观等，但是不要太多。在进行这些活动的时候，家属一定要陪在身边，必要的时候，可以协助患者完成。

2．肯定自己

患者可以每天睡觉之前都在脑海里过一遍今天自己做了什么，有哪些是进步的，消极的就不要去想了。要及时地肯定自己每一点进步，也可以将这些体验用文字的形式记录下来，这样在翻看的时候，也能够鼓励自己。

3．简单计划

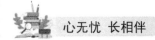

患者可以根据自己的实际情况，制订一些简单的计划，如明天要做什么。这个计划标准不能够定得太高，如果完不成，就很容易出现消极情绪，给自己留些余地，这样就能够顺利地完成。

4. 正常活动

一些患者本来是可以上班的，可是就想着自己有病就不去上班，不做家务，这样是很消极的，越是这样，越会觉得自己没用。事实上，患者是有能力协助家属完成一些简单的家务的，如简单地晾晒衣服。当你完成了以后，就会觉得自己还是有用的，是有能力完成的。

那么，在日常生活中有哪些治疗方法呢？

首先，必须了解失眠的原因，以此对症治疗。生活中，有些人的心理承受能力很差，一个小小的问题都能让他日思夜虑，在脑海中产生巨大的波澜，从而导致失眠。对于这类人药物治疗不一定起很大的作用，只有做好心理调适工作，才能从失眠的苦海中解脱出来。

其次，治疗抑郁症失眠切勿随意自行用药治疗。很多患者在失眠初期对此并不重视，大都抱持"多休息就没问题"的错误心态，甚至为求一时之快，私自服用药物治疗，不仅起不到治疗作用，反而由于用药不当引发其他危害。

第三，对失眠不要过于紧张、恐惧。失眠是生活中比较常见的现象，大家应正确认识失眠，在家庭、工作、学习等方面应该正确对待，合理安排。对因工作紧张或情绪波动暂时引起的失眠与疲劳反应，不要过分担心和忧虑，只要消除这些不良心理反应，睡眠就会得到改善。

第四，适当的体育运动。运动对于失眠的人来说也很重要，如慢跑、气功等，增强体质，有助于睡眠。此外，在睡前半小时最好不要思考问题，可以散步、听些柔和的乐曲等，有利于加快入睡。

第五，抑郁症失眠患者还应注意养成合理的生活作息习惯，饮食宜选择清淡而富有营养的食物，以少食多餐为宜，睡前进食既不宜过饱，又不宜过少。

最后，我想说的是其实抑郁症失眠也是可以治疗好的，但是一定要注意治疗的方法。另外，由于个体之间具有差异性，所以在选择治疗方法的时候一定要小心，选择最合适自己的治疗方法进行调节，以帮助自己远离抑郁症失眠的伤害。

（六）患了抑郁症可以上班吗？该坚持上班吗

在心理学领域，抑郁症是一种慢性疾病，可能需要反反复复治疗几个月甚至几年，才会慢慢好转。所以大部分患者确诊抑郁症后，会有明显的心路历程变化：从很着急，想尽一切办法痊愈，到学会和抑郁症和平共处，边生活，边治疗。在持久战的过程中，有许多患者会因为低动力，而选择休学或者停工，待在家里自我疗愈。曾有一位休学的抑郁症患者留言："既然抑郁症需要时间治愈，那我就给足它时间，让一切都慢慢来，这样我的病总该好了吧？"

1. 停工休学因人而异

抑郁症患者是否应该停工停学，选择在家独处自愈，是因人而异的。大部分患者缺乏与社会进行联结的动力，所以他们会对社会活动采取回避态度，尽量减少与他人的接触。这导致的直接结果是，患者会进入封闭性独处的状态。他们可能会将自己关在一个狭小的空间里，拒绝与父母朋友的对话，还有可能会沉迷于网络游戏，因为这些独处的时间，让他们更为舒服。

但亚里士多德曾经说过：人是一种社会性动物。我们是需要集体生活的。长期的封闭性独处会让我们无法与外界建立情感联结，内心的孤独感会不断增强，这反而会起到反作用，加重抑郁症状。学业和工作，可以帮助患者维持社会功能，它具备一定的积极作用。所以如果患者症状较轻，目前的学业和工作不会造成太大压力，一般是建议边治疗边学习或工作，不要轻意脱离集体生活。当然，有一种情况是比较特殊的，那就是学业或工作恰好是刺激患者的源头。有部分患者确诊抑郁症，是因为遭受到来自外部的压力，比如校园霸凌、学业压力、工作压力等，停课休学能让他们短暂地逃离压力源。只有先减少患者受到的压力，才能循序渐进地帮助他们康复，所以对于这类患者而言，停工休学是一种比较好的疗愈方式。

2. 我们可以从三点判断自己的状态是否适合停工休学

（1）病情严重程度

病症较轻，对生活影响较小的情况下可以考虑继续工作和学习。如果病情相对严重，已经无法维持日常生活，或者频繁出现自伤、自杀情况，建议休学或停工，给身心康复的时间。

（2）所处环境感受

学习环境或工作环境的氛围，会直接影响到患者病情的稳定程度。所以可以问问自己：学习或工作时，是否能感受到积极的能量呢？如果能够和同学或同事建立稳定健康的关系，获取关怀和温暖，那建议可以继续学业和工作。

（3）自身适应能力

停工休学，是患者生活中出现的较大改变，我们需要一些时间进行过渡。

如果自身适应能力较差，停课和休学有可能成为新的刺激源，加重患者的病情。经过慎重认真的考量后，认为自己适合休学停工的患者，可以做这三件事维持状态，预防抑郁症状加重。

第一，给自己缓冲的时间。

即使已经决定停工休学，我们也尽量不要一步到位，可以分阶段实行，给自己适应的时间。可以和老师或领导沟通，也可以尝试换一个轻松点的工作，先逐步减少现有的压力，看看自己能否适应新的节奏。如果在缓冲期间，找到最适合自己的平衡点，那可以先考虑维持目前的状态，在保持与社会联结的同时，减少抑郁、焦虑等负性情绪。

第二，保持稳定的社会联系。

社会支持对治疗抑郁症起着非常重要的作用，所以停工休学在家时，尽量避免一个人待着，有意识地和他人保持社会联系。可以和家人朋友一起居住，也可以偶尔约他们外出游玩散心。与外界保持积极地联络互动，这也能让他人及时了解你的境况，提供必要帮助。

积极的独处能为我们提供积极康复的机会，但亲密关系的力量也不容忽视。

第三，接受专业的心理治疗。

停工休学期间，也要持续稳定地接受专业的药物治疗和心理治疗，这也是一个很好的对外联结的机会。不管是服药还是心理咨询，都是一个长期过程，贸然停止只会伤害自己，比如突然停药只会导致病情反复，降低临床治愈的可能性。所以即使停工休学，平常也要抽出时间定期复诊，可以让家人和朋友督促自己，也可以做个计划表提醒自己。

（七）青少年抑郁症

1. 为什么孩子会患抑郁症

生活中，我们常常会混淆心情不好和抑郁症，甚至会觉得抑郁患者矫情。其实，抑郁症不是单纯的情绪"EMO"，它的主要表现

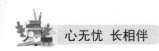

是个人显著而持久的心境低落，思维迟缓，意志活动减退，并且常常有认知功能和躯体症状。

2．抑郁症有"三低"

（1）心境低落　无诱因地持续处于一种情绪低落的状态，不管做什么事情，看到什么，都很难体会到愉快感，就像快乐被夺走了一样。

（2）思维迟缓　最典型的表现就是觉得脑子变慢、变笨了，记忆力也没有以前好了。之前几分钟就能读完的书现在几个小时都读不完，甚至完全读不进去。

（3）意志减退　对以前感兴趣的事不再感兴趣了。做事缺乏动力，整天无精打采，不愿意和周围人接触、交往。

如果我们发现孩子持续 2 周，每天绝大部分时间都处于上述状态，那就需要警惕是否患上了抑郁症。许多父母想不通，又没有遭受什么重大的打击，孩子怎么就抑郁了呢？

3．抑郁症是由生物、社会和心理等多方面的因素合力造成的

（1）生物因素

人脑中某些管理愉快感的神经递质缺乏，是让人抑郁的重要原因。神经递质是大脑内的"快递小哥"，专门负责在脑细胞之间传递信号和愉快感，如果这些快递小哥数量足够多，干活足够给力，就能把愉快感传递到相应的脑细胞，人们遇到令人开心的事情，就会感到快乐。如果这些"快递小哥"变得懒散，愉快感就像没人送的快递一样，难以达到相应的脑细胞，我们就难以产生愉快感。众多的"快递小哥"中，5-羟色胺、去甲肾上腺素、多巴胺是最重要的三个。它们像三驾马车一样，掌控着我们大部分愉快和精力的传递，

而抑郁症患者就是这三种神经递质中的某一种或几种缺乏。

（2）社会家庭因素

学生自杀一部分是因为过重的学业压力、学校霸凌等而患上了抑郁症；许多抑郁症的孩子从小被家长逼着上各种补习班，逼着考高分，逼着当学霸。患抑郁症的孩子的家庭往往有以下特征：

- 父母情绪不稳定，容易暴躁和焦虑。
- 父母对孩子的期待过高，过度控制，让孩子窒息。
- 父母对孩子的情感需要视而不见，甚至粗暴对待。

4. 家长的应对措施如下

（1）留意抑郁症状，早发现，早治疗

青春期通常会有很多情绪波动和情绪发作。父母很难去发现孩子是否处于抑郁症状，但抑郁症只有早发现，早治疗，才能好得快。因此，帮助孩子对抗抑郁症的第一步是学习如何发现它。

抑郁症的一些症状可能会包括：自卑、不爱交际、对事物缺乏兴趣、缺乏活力、容易疲劳、绝望、学习成绩下降、饮食习惯变化、暴饮暴食、体重改变等，严重的甚至有自杀和死亡的想法。如果孩子有这些症状的一种或多种，建议尽快去检查。

（2）为孩子提供情感支持

孩子需要情感支持，而父母是首要人选。来自家庭的良好情感支持是孩子心理健康的基石。如何为孩子提供情感支持呢？

可以试着与孩子共度美好时光，一起出去玩、旅游。和孩子一起说真心话，多谈心，听听孩子怎么说。

如果孩子有内心的挣扎和痛苦的表现，父母应该表现出支持而不是咄咄逼人，可以帮助父母获得孩子的信任，让他们在出现问题

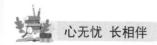

时可以谈论他们的问题和担忧。

（3）帮助孩子建立朋友圈

抑郁症会导致孤独，孤独是80%的18岁以下人群的普遍经历。孩子缺乏互动和联系会加重抑郁症状，但不能强迫他们社交。

有些孩子发现很难与新朋友进行社交互动和迈出第一步。但父母可以多鼓励他们，鼓励孩子加入学校俱乐部参加活动。

鼓励带朋友来家里玩游戏和聚会，鼓励孩子出去活动等。记住，任何让孩子与人保持联系的方法都会有所帮助。

5. 小孩会得抑郁症吗

小孩也是会得抑郁症的！

注意，这里的抑郁症不同于正常小孩的抑郁情况、不高兴之类的，日常生活中的不开心都是很正常的，这里所说的是抑郁症，是一种心理疾病。仅仅因为一个孩子看起来很悲伤并不能判定他们得了抑郁症，但是如果这种悲伤情绪一直持续，时间较长且严重干扰了日常生活，比如不参加社会活动，没任何兴趣爱好、厌学、暴躁等，那么这个小孩有可能是得了抑郁症。请记住，抑郁症是一种严重的可治疗的病，这种病不可轻视！那么，家长该如何确认小孩是否得了抑郁症呢？根据本人多年的经验，每个患抑郁症的孩子的典型症状、情况都不尽相同。因为很多小孩在有些抑郁的时候，家长并未引起重视，以为只是正常的情绪和心理变化，等真正意识到的时候，孩子的一些问题已经很突出了，表现出来的行为也就很突出了，比如有些小孩会很悲伤，表现出来的行为方式会很极端；而有些孩子的抑郁症表现为排斥外界、自闭，完全无法和人沟通，还有些抑郁症小孩厌学症状会表现出上学就头痛等。抑郁症的小孩并不是这些症状都会有，但这里面有个隐性的"正常值"在。事实上，大多数小孩在不同环境下所表现出来的症状也是不一样的。其次，很大一部分抑郁症小孩所表现的抑郁症状是对学校失去兴趣，厌学、学习成绩变差甚至一上学就头痛。另外值得注意的是，虽然抑郁症自杀在 12 岁以下的小孩子中少见，但是有自残行为的不在少数，家长需多留意。

与成年抑郁症患者所表现出持续低落的情绪反应不同，青少年患有抑郁症时，最常见的情绪是愤怒。如：

（1）思维迟缓——脑子好像"锈住"了

愤怒情绪除了向外发泄，也会向内对自己进行"攻击"，导致思维变慢、很难集中注意力、记忆力下降、犹豫不决……

这些变化可能会导致他们过度自我批评和消极自尊，仿佛任何结果都可以归结于"我不够好""我是个彻底的失败者""我活着好像也没有什么意义"。

（2）行为减退——我没有力气了

"学校一天一共 8 节课，我就在椅子上躺 8 节课，就是类似于躺在椅子上什么也不想，不是说我在放松自我，而是脑子里真的是空的。"

与我们通常理解的不同，抑郁的反面不是快乐，而是活力。这种脱离生活的懒怠感，常常会被周围的人误解为懒惰、不思进取。

抑郁导致的行为减退是不受控制的，即使是把一口饭菜放进嘴里，把手伸进衣服的袖子里，都会耗尽他的全部力气，更不用说上课、运动等需要大量脑力、体力才能进行的活动了。

（3）自杀想法——痛苦的解脱

患有抑郁症的青少年会体会到常人难以想象的心理痛苦，并且产生强烈的累赘感。为了减轻心理痛苦，部分青少年可能会出现自

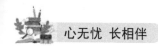

伤，以及自杀的想法。

"活着没意思""我不会再为这件事烦恼太久了""死是一种解脱"……这些想法可能会在他们的头脑中反复徘徊，还有的甚至进一步发展出自杀计划。

但究其原因，当青少年表现出轻生意念时，往往是一种求救的信号。因为死亡并不是最终目的，他们更希望得到帮助，摆脱无法忍受的痛苦。

与成年抑郁症患者所表现出持续低落的情绪反应不同，青少年患有抑郁症时，最常见的情绪是愤怒。

6. 青少年抑郁症康复后可以学习吗

首先，接受系统的医学干预以尽可能完全缓解症状。需要去专科医院或综合医院精神科或心理科门诊评估一下心理健康状况。需要接受系统的医学治疗以尽可能消除症状，这是青少年能正常学习生活的基础。有时，家长可能会忽视系统治疗的重要性。

以抑郁障碍为例，抑郁症状的主要表现包括：显著而持久的情绪低落，兴趣减退，精力体力缺乏和脑力下降，这些都有可能导致青少年无法投入甚至无法坚持学业。这些不是通过讲道理（比如"遇到困难要迎难而上""要坚持""不上学将来只能喝西北风"等）能够解决的，需要接受系统的医学治疗。家长带孩子去就诊，医生开了抗抑郁药。家长给孩子办了休学，之后就带孩子回老家了。随后家长因为观察觉得回家后孩子情绪还可以，就不再复诊。直到几个月后该复学了，才带孩子复诊。届时医生评估，才发现孩子仍然有显著的抑郁症状，而孩子自身可能也觉得当前状态很难承担学业。这种情况尤其常见于亲子沟通不良的家庭。正确的做法是，规律的、及时的复诊。这样医生能及时评估情绪症状和调整治疗方案，才能帮助孩子尽快尽可能地消除症状，为复学打下良好的基础。

此外，有些孩子在外地甚至国外上学，这种情况最好事先畅通就诊渠道。这样，孩子复学后如果病情出现波动，也能够及时就诊，得到医疗帮助。

其次，从青少年自身、家庭和学校多方面做好准备。疾病的症状可能是造成青少年不能坚持学业的重要原因，但仅仅解决症状并不意味着青少年就能顺利恢复学业。休学这类严重后果只是"冰山"一角，如果只着眼于这浮出水面的"冰山"，往往是很难解决问题的，或者按下葫芦起了瓢，甚至暴发更严重的亲子冲突。只有看到水下的冰山，并正面解决，或开辟新的航道才能有效地解决它。临床实践中，如果家长仅仅着眼于如何能复学，好像只要能复学，其他的都不重要，孩子往往体会到的是父母根本不关心自己的死活，只关心自己能不能上学。这样的互动就容易陷入僵局。更有效的做法是，家长和孩子一起去看水下的"冰山"是什么，困难有哪些，共同去面对、解决。

因此，建议家长和孩子一起去讨论复学可能面临哪些困难，从而逐一去解决。这些困难的因素可能包括青少年自身、家庭、学校，甚至社会因素。孩子自身可能面临学业压力或人际压力。从学业方面来说，有的孩子实在是不能承受"火箭班"的压力。那么就需要和孩子讨论怎么解决这个问题，了解他需要什么帮助来应对这些压力，或者更换到普通班级也是一个选择。在人际压力方面，有些孩子可能不知道如何面对同学对休学原因的询问，这时可以跟孩子进行讨论，帮助孩子合理地去应对这样的情境。此外，青少年复学还可能面临作息和学习任务的适应。家长和孩子可以共同拟定计划。对于习惯晚睡的孩子可以逐步提前上床就寝的时间。

可以逐渐增加每天投入到学习中的时间，从每天 1 小时，逐步增加到每天 5~6 小时。还可以与孩子讨论，复学后在面对成绩落差上是否有充分的心理准备。家长也需要做好准备去帮助孩子顺利复学。青少年出现心理健康问题后，家长往往会反思并调整教养方式，去尝试新的更有效和更具支持性的亲子互动方式。家长需要去思考，在复学这件事情上，如何去贯彻这种改变。家长可以讨论如何应对孩子复学后可能出现的状况。孩子在复学后可能成绩跟不上，或又出现无法坚持学业的情况，我们怎么办。事先有这样的讨论和准备，可以避免当不理想的情况发生时，再次陷入既往无效的解决方式。有些青少年会明确表达，感到来自老师或学校方面的压力。近些年来，学校对儿童青少年的心理健康问题有了越来越多的关注和了解。校方也越来越能够用恰当的方式来帮助这些儿童青少年重新适应学校生活。然而，如果青少年明确表达了来自校方的压力，这时家长就需要考虑去和校方做沟通，争取获得校方的理解，和校方共同做好青少年复学的支持工作。总之，遭遇心理健康问题而休学的青少年要顺利回归校园需要多方面的准备。在系统医学干预的基础上，青少年、家长、校方共同努力，方能更好地帮助他们回归校园。

7. 青少年非自杀性自伤：原因、表现及处理方法

近年来，青少年非自杀性自伤成为一个备受关注的心理健康问题。许多青少年在面对学业、家庭、人际关系等压力时，采用切割、烧伤、撞击等方式自伤，以缓解情绪压力。这种行为可能会对身体造成严重的伤害，并给心理健康带来长期影响。为了更好地了解和处理这个问题，我们需要深入了解青少年非自杀性自伤的原因、表现和处理方法，并提供预防措施，以帮助青少年更好地处理自己的情绪和心理问题。

青少年非自杀性自伤的原因是多方面的，可能包括心理、生理和社会因素。

以下是一些常见的原因。

（1）心理因素　许多青少年采用非自杀性自伤行为是为了缓解情绪压力。他们可能面临着学业、家庭、人际关系等方面的压力，感到无助、沮丧或焦虑。自伤行为可以让他们暂时逃离现实，释放情绪，减轻内心的痛苦。

（2）生理因素　青少年的身体和大脑正在发育，他们的激素水平可能会影响他们的情绪和行为。例如，青春期的女孩子在月经期前可能更容易情绪低落，而男孩子则可能更容易出现攻击性行为。

（3）社会因素　青少年的生活环境和社会因素也可能对他们的心理健康产生影响。例如，他们可能受到虐待、欺凌、家庭暴力等行为的影响，或者面临贫困、社会压力等问题。这些因素可能导致他们对自己和自己的情绪感到无力和无助，从而采取非自杀性自伤行为。

青少年非自杀性自伤的表现可能因个体而异，以下是一些常见的表现。

（1）身体上的迹象　非自杀性自伤通常包括切割、烧伤、撞击等方式，会在身体上留下明显的痕迹。这些痕迹可能是一些切割、烧伤或撞击伤的痕迹，通常出现在手臂、腿部、胸部、腹部等部位，也可能出现在其他地方。这些伤口可能是一些浅表伤口，也可能是深度较大的创伤。

（2）情绪上的变化　青少年在采取非自杀性自伤行为之前，往往会有一些情绪上的变化。例如，他们可能会表现出情绪低落、疲倦、愤怒、焦虑等情绪，也可能出现自我贬低、自责等负面情绪。

（3）社交上的变化　非自杀性自伤也可能会影响青少年的社交生活。他们可能变得孤僻、内向，与他人的互动减少，甚至会产生避免社交的行为。

（4）学业上的影响　非自杀性自伤也可能会对青少年的学习产生影响。由于疼痛、伤口等原因，他们可能无法集中精力学习，影响学习成绩和表现。

【案例】小玲是一个 16 岁的女孩，最近她的朋友发现她的手臂上出现了一些深深的伤口。小玲一开始否认自己划伤自己的事实，但她的朋友强烈建议她向家长和学校心理医生寻求帮助。在家长和学校心理医生的帮助下，小玲开始接受治疗和心理支持。她开始意识到自己面对着巨大的学业压力和亲子关系问题。小玲和心理医生一起制订了一些应对策略，如在家中建立一个安静的学习环境，学会处理与家人的沟通问题，以及在自我情绪管理方面建立更健康的习惯。随着时间的推移，小玲的自我伤害行为得到了改善，并且她变得更加健康和自信。

【处理方法】当发现青少年出现非自杀性自伤的行为时，需要及时采取措施。以下是一些可能的处理方法。

（1）提供支持和帮助　青少年需要得到理解和支持。家长、老师和医生都可以向青少年提供支持和帮助，让他们感到不孤独和减轻无助感。同时，需要注意避免对青少年施加过度压力和指责，尽量采取理解和鼓励的态度。

（2）寻求专业帮助　非自杀性自伤可能是一种心理问题的表现，需要寻求专业帮助。青少年可以找心理医生或医院进行咨询和治疗。家长和老师也可以向专业人士寻求帮助和建议。

（3）提供替代方式　青少年需要了解更多的情绪管理技巧和方

法。可以鼓励他们寻找其他的方式来释放情绪，如运动、绘画、音乐等。提供健康的替代行为，帮助青少年更好地处理。

8. 青少年非自杀性自伤的预防措施应该从如下多个方面入手

（1）家庭教育 家长需要为孩子提供温暖、安全、和谐的家庭环境，并与孩子建立良好的沟通和信任关系。家长应该教育孩子积极处理情绪，避免压抑负面情绪和自我伤害。此外，家长应该关注孩子的行为和情绪变化，并及时寻求帮助，避免问题恶化。

（2）学校宣传 学校应该开展相关的宣传活动，让学生了解非自杀性自伤的危害和后果，并提供相应的心理咨询和支持服务。

（3）社区支持 社区应该提供相关的心理咨询和支持服务，帮助青少年解决心理问题，减少非自杀性自伤的发生。

（4）医疗干预 医生应该对于可能存在自伤行为的青少年进行筛查，及时发现问题并给予相应的心理治疗和支持。

总之，预防非自杀性自伤需要家庭、学校、社区和医疗机构的合作。建立健康的家庭、学校和社区环境，提供有效的心理支持和治疗，能够帮助青少年积极应对挫折和压力，减少自伤行为的发生。同时，我们也需要重视青少年的心理健康问题，加强相关的研究和教育，提高社会对青少年心理健康问题的关注和认识。

（八）非自杀的自伤行为（NSSI）

1. 我的孩子为什么会对自己下得去手

青少年自我伤害行为的原因是多方面的，包括心理因素、社会环境及神经生物学因素等。

（1）心理因素

情绪释放，自伤者会感受到强烈的负性情绪，内心充满痛苦和

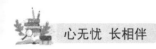

无助，却难以通过表达传递情绪感受，他们通过自伤的方式发泄，获取当下的解脱。

情绪管理调节能力缺失，无法正确调节情绪，当发现陷入情绪中无法排解，而自伤可以缓解这种负面情绪，就选择持续进行下去。

有些孩子是想要通过自伤来掌控人际关系或达成被关注、被帮助的愿望，比如认为自己生病想要看心理医生，不想去上学，可能家长认为孩子没什么问题，孩子会通过这样的方式来让父母对自己的健康引起重视。

自我贬低，这样的孩子会把自我伤害作为惩罚自己的方式，尽管感到空虚、麻木，但自伤后感受到痛苦至少还能证明自己存在。

（2）社会环境

家庭成长环境缺乏温暖，不懂得正确的养育方式，过度保护、过度控制，孩子长期被忽视、遭受暴力、虐待等，导致孩子与父母的依恋关系存在障碍，孩子心理调节能力失衡，就会采取极端的方式来处理自己的问题。

学校和社会中发生的应激事件，考试失利、校园霸凌、同伴关系受挫等，都会对青少年的认知、情绪、人格发展产生影响，其中同伴关系很重要，当无法获得支持，内心的情感无法合理的抒发，会加重青少年的抑郁、低自尊，容易引发自伤行为。

（3）神经生物学因素

有研究显示自伤的青少年在急性应激情况下的皮质醇水平降低，无法对压力作出有效反应。同时青少年在面临强烈负性体验时，由于大脑的情感系统（如前扣带回、杏仁核等）和认知控制系统（如前额叶皮质）发育不平衡，缺乏有效的情绪管理能力，所以在面对应激性事件时更倾向于选择自伤来缓解负性情绪。

2. 孩子总是伤害自己，我该怎么办

家长在知道青少年自伤的时候，可能是怀疑、震惊、恐惧、担忧，有很多内心的冲突，可能家庭环境也面临着调整和改变。那么家长应该怎么办？

首先，在发现孩子自伤后应立即确认是否有自杀风险，如果家长无法辨别，需到医院进行专业的心理评估，在解除自杀风险后，可以寻求心理咨询师的帮助。如果情况严重，在学校内也和老师达成一致，比如减轻学业负担、让老师保密等。

正确理解孩子的需求和问题，建立良好的亲子关系有助于孩子情绪的缓解，孩子为什么想要伤害自己？第一次伤害自己的时候发生了什么？找到自伤背后的需求，给孩子提供心理支持。

建立安全协议，限制自伤行为工具、方法的可获得性，告知孩子自伤的危险性，明确反对通过自伤处理问题，提倡在孩子情绪波动的时候，有自伤想法时，告知信任的家长，帮助减少自伤行为发生。

预防和处理家庭冲突，在孩子有自伤行为时，家长无条件让步也是不可取的，要重视孩子的情绪，避免激烈冲突的同时对孩子的行为要进行有原则地指导。

增加亲子陪伴，家长要提高亲子沟通技巧，把自己的关心和理解传递给孩子，给予孩子积极的情绪引导，提高孩子的情绪表达和管理能力。

3. 在家里，我们家长怎么预防孩子自伤

首先，家长应该认真倾听孩子的心声。孩子在自我伤害时情感往往处于一个非常脆弱的状态，他们会感到无助、绝望、孤独等负

面情绪。此时，家长应该给予孩子足够的关注和关怀，倾听他们的心声，理解孩子的情绪，然后帮助他们采取恰当的方式排解负面情绪。不要轻易批评或责备孩子，这只会让他们更加消沉。

其次，家长应该与孩子建立良好的沟通渠道。孩子自我伤害的原因很多，可能是学业压力、人际关系问题（师生关系、同伴关系）、心理障碍等。家长应该与孩子深入交流，了解孩子自我伤害行为的原因和动机，帮助他们找到解决问题的策略。同时，也要告诉孩子自我伤害并不能解决问题，反而会造成更多的困扰和痛苦。

此外，家长应该鼓励孩子积极参与有益的活动。自我伤害行为往往是一种逃避现实的方式，可以通过参与各种有意义的活动来转移注意力。比如，可以鼓励孩子参加体育运动、学习乐器、参与志愿者服务等。这些活动不仅可以帮助孩子减轻压力，还可以培养他们的兴趣爱好，提高他们的社交能力。

最后，家长也应该给予自己足够的关注和照顾。看到孩子自我伤害会给家长带来很大的心理压力和负担，家长也需要找到一种合适的方式来排解自己的情绪，比如说和朋友聚会、进行健身锻炼等。只有家长自己的心态稳定，才能更好地帮助孩子走出自我伤害的困境。

自我伤害的本质是孩子们在发出求救信号，希望父母（朋友、老师、医生）知道他的苦闷和内心的呐喊。然而预防自伤需要家庭、学校、社区和医疗机构的多维度合作。建立健康的家庭、学校和社区环境，提供有效的心理支持和治疗，能够帮助青少年积极应对挫折和压力，减少自我伤害行为的发生。同时，我们也需要重视青少年的心理健康问题，加强相关的研究和教育，提高社会对青少年心理健康问题的关注和认识。

编者：张少君

五、情绪过山车——双相情感障碍

 医生导语

疾病概述：双相情感障碍是一种导致患者心境、思维、精力、行为异常甚至波动的脑病。它会使患者的情绪在异常高涨或易激惹和冷落绝望之间戏剧性地反复波动。伴随情绪波动还会出现行为和精力的剧烈变化。在两种情感发作间期有正常的情绪状态。即使在情感正常状态，患者仍有躁狂和抑郁发作的风险。

照护要点：需密切关注患者的情绪变化，避免患者发生自残行为；家属需理解患者，为患者提供一个良好的家庭氛围，同时要较多地鼓励患者，增强其治愈的信心，加强其治愈的信心及对生活的期待。

1. 什么是双相情感障碍

双相情感障碍也称双相障碍，通俗来讲，双相情感障碍既有抑郁发作，又有躁狂发作，抑郁发作是其典型的特征，首次发作可见于任何年龄。

双相情感障碍的表现比较复杂，它能情绪低落，又能兴奋高涨，呈现出反复、交替及不规则，可伴有幻觉、妄想、焦虑、物质滥用等精神病性症状。

2. 尽早发现双相情感障碍

（1）容易激惹：患者很容易因为一些鸡毛蒜皮的小事引起强烈的不符合社会事件的情感反应，表现愤怒甚至于大发雷霆。

（2）强制性的哭或笑：在没有任何外界刺激的因素下，突然出现没有任何感染力的面部表情。患者对此表情没有任何内心体验，也说不清楚原因，此为脑器质性时常见的精神症状。

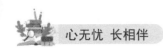

（3）情感脆弱：患者常常因为一些微不足道的小事，悲伤或激动，且无法克制。

（4）病理性激情：突然发生的、短暂有强烈的情感障碍，可能会出现冲动、伤人毁物等破坏性行为，但事后遗忘、不记得。

（5）其他：患者会出现一些思考困难、睡眠障碍、激动、厌食等表现。

一旦发现一些异常行为，家属应该重视并尽可能采取一些措施，及时寻求专业的帮助。

3．双相情感障碍的治疗

（1）急性躁狂或轻躁狂的患者，应住院治疗，使用药物快速减轻症状，最大限度地促进患者缓解症状并康复。

（2）激惹患者，减少周围的刺激，积极用药，可给予一些注射型药物更快地控制病情，减轻患者对周围的影响。

（3）抑郁急性期患者，有明显的消极观念，会产生自杀自伤行为，积极住院治疗降低自杀风险并采取药物治疗或改良电抽搐治疗，尽快缓解及控制病情。

（4）心理治疗：在整个发病过程中，患者会出现各种各样的心理问题。因此，心理治疗贯穿整个治疗周期，应该给予全方位的心理支持与疏导，包括心理教育干预、认知行为治疗、家庭治疗及建立和谐的人际关系等。

（5）康复治疗：重复经颅磁治疗，抑郁及躁狂均适用。

4．双相情感障碍的中医治疗

（1）双相情感障碍的表现和分型

双相情感障碍是一种既有躁狂发作又有抑郁发作的心境障碍，

其特点是抑郁相和躁狂相反复循环、交替出现，或以混合的方式存在。

从中医角度来说，中医本身没有针对双相情感障碍的诊断标准，但在症状的描述上，双相情感障碍与中医学《黄帝内经》中对癫狂症的阐述是相似的，双相情感障碍躁狂发作类似"狂症"，而抑郁发作类似"癫症"。

（2）双相情感障碍诊疗现状的难点和痛点

对双相情感障碍一般采用药物治疗（心境稳定剂、抗精神病药物等），但数据显示已有的疗效并不令人满意。由于多种药物的联用和更替，导致药物不良反应问题更为突出，患者的治疗依从性亦差。

中医中药是我国传统的医疗方法，有着独特的理论体系。中药作为一种经济有效且低毒的替代药物已引起越来越多的关注。中医临床实践以辨证论治为特征。通常用阴、阳、内外、冷热、过剩和不足这八种主要原理来剖析临床问题。

对于双相抑郁障碍的治疗或许可以参照单相抑郁障碍的治疗，中药已被广泛使用并在临床上证明对治疗抑郁是有效的。常用的药物有：逍遥散、柴胡疏肝散、甘麦大枣汤、桂皮汤、文旦汤、半夏厚朴汤、加味逍遥散、柴胡加龙骨木栗汤和小补心汤。常用的胶囊包括：疏肝解郁胶囊、巴戟天寡糖胶囊、圣约翰草提取物（SWE）、芪参复康胶囊、武陵胶囊等。制成的注射剂包括：刺五加注射液、黄芪注射液、大竹注射液、红景天注射液、舒序宁注射液等。与抗抑郁药相比，中草药引起的不良事件更少，而在抗抑郁药中加入中药可以减少不良事件。尽管总体上取得了积极的结果，但由于研究数量少且方法学质量并不高，因此尚无法准确地推断出中药治疗抑

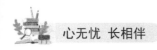

总体来说，虽然有一定的理论基础，但基于临床实证的中医中药研究较少，且中医的特点是个体化治疗，缺乏标准化、系统化的循证证据来肯定其疗效和安全性，大多数临床试验中存在相当大的误差风险（样本量小、报告不完整、方法学质量低，对随机化、分配隐藏和双盲方法的描述不足等），有关中草药用于精神疾病患者的研究证据仍在不断积累中，还有相当长的一段路要走。

5. 做好双相情感障碍患者的家庭护理

（1）接受：正确对待患者的疾病，大胆接受，给予最大支持。

（2）避免刺激：家属尽可能避免刺激患者，疾病发作期间不要否定患者的观点，更不要固执地与患者争论。

（3）关注抑郁情况：患者可能在一瞬间从躁狂发展到极度抑郁状态，关注患者的情绪变化，是否出现寡言少语、眼神悲伤等的症状并积极给予关心或医疗帮助。

（4）服药：家属积极关注患者服药情况，确保患者服下，规律服药是预防复发的关键，做好药物保管，避免患者消极而导致大量服药自杀行为。

双相情感障碍是一种较为严重的慢性疾病，很多患者病情经常反复，部分患者难以恢复到正常的社会功能，早发现、早干预、早治疗，尽早回归社会，同时家属的理解与支持也尤为重要。

编者：沈华瑛

六、今天你焦虑了吗——广泛性焦虑障碍

 医生导语

疾病概述：这是一种以焦虑为主要临床表现的精神障碍，常伴有不明原因的提心吊胆、紧张不安，并有显著的自主神经功能紊乱症状、肌肉紧张及运动性不安。患者的紧张程度与现实处境不符。病程不定，但趋于波动并成为慢性。

照护要点：避免刺激因素，主动地积极地关心患者，营造轻松的环境（合适话题交流、适宜的轻音乐、做诱导性想象等），让患者转移注意力，尽量忽视症状。

焦虑在我们生活中随处可见，当遇到重大考试时你会焦虑，当参加运动会时你会紧张焦虑，当担心家人的安危时你会焦虑。是的，焦虑对我们来说太正常了，轻度的焦虑可能还会有助于提高我们工作的效率，有益于我们比赛时发挥更好的状态。曾经有一位更年期女士，她担心自己得了过敏性紫癜，即使三级甲等医院的皮肤科专家看诊后否认，但她就是不放心，甚至跨城市四处求医，然后白天不敢出门，饮食上各种忌口等。如果你认识她，你会不会觉得她出了什么问题？当焦虑超过了我们的生理常度，那么要警惕广泛性焦虑的发生。

（一）焦虑障碍的分型和特点及应对

1. 广泛性焦虑障碍

广泛性焦虑障碍是以持续、全面的、过度的焦虑感为特征，这种焦虑与周围任何特定的情境没有关系，患者常常有不明原因的或者是完全不必要的提心吊胆、紧张不安、显著的自主神经功能紊乱、

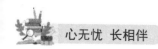

肌肉紧张和运动性不安，持续至少 6 个月。

2．惊恐发作

惊恐发作是一类急性严重焦虑发作，主要特点是突然发作的、不可预测的、反复出现的、强烈的惊恐体验，一般历时 5~20 分钟，伴濒死感或失控感，患者常体验到濒临灾难性结局的害怕和恐惧，并伴有自主神经功能失调的症状。

3．恐惧症

（1）场所恐惧症：表现为对特定场所或情境的恐惧，比如公共交通工具、拥挤的公共场所、广场、山谷等空旷地方等，患者害怕处于这些自己认为难以逃离、无法获得帮助的环境中，会感到恐惧不安，因而会回避这些环境，严重的甚至可能完全不能出家门。

（2）社交恐惧症：患者明显而持久地害怕社交性情境或可能诱发使人尴尬的社交行为和活动，担心在人前可能出丑或难堪，担心别人嘲笑、负面评价自己，在别人有意或无意的注视下，患者就更加拘束、紧张不安，因而尽力回避各种社交场合，明显影响了个人的生活、职业和社会功能。

（3）特定恐惧症：患者对特定的物体、情境或活动恐惧或回避。比如自然环境（如高处、打雷、黑暗）、动物（如昆虫）、处境（如密闭空间）等。尽管患者愿意承认这些对象没什么可怕，但并不能减少对他们的恐惧。

4．分离焦虑障碍

分离焦虑障碍一般起病于童年早期阶段，是指个体离开熟悉的环境或依恋对象时，出现与年龄不适当的、过度的、损害行为能力的害怕或焦虑。

应对焦虑的技巧有哪些？

（1）调整心态　克服焦虑，首先需调整自身心态，避免过度思虑，积极面对生活中的困难。

（2）调整生活习惯　保持良好的生活习惯，可进行适当运动，如散步、跑步、游泳、爬山等，并适当到户外呼吸新鲜空气，有助于维持良好的身体状况，促进血液循环，从而起到缓解焦虑的作用。

（3）放松身心　保证适当的休息，避免过于忙碌或劳累，可通过睡前用热水泡脚、泡澡，或结合适当按摩等方式放松肌肉，有助于消除身体疲劳和紧张。

（4）松弛训练　通过深呼吸运动放松心态，深吸气后屏气数秒，缓慢呼出，避免长时间思考感到焦虑的事情，使情绪放松。

（5）注意力转移　在过分紧张或警觉的状态下，容易对周围环境和发生的事件产生错误的感知，可以将注意力转移到其他事情上，尝试新的兴趣爱好，缓解对同一件事情产生的焦虑情绪。

（6）沟通倾诉　可将感到焦虑的事情与信任的家人、朋友进行倾诉，共同寻找解决方法，在沟通中寻找焦虑的出口。

（7）去灾难化思维　焦虑特质的人容易陷入恐惧的自我对话，总想着"如果……该怎么办"，形成灾难化思维，空想太多，会使现实失真。去除灾难化思维，区分客观事实与凭空想象，把焦虑消灭在萌芽阶段。

（8）正视恐惧　克服恐惧最有效的方法就是正视恐惧。目前有一种"暴露疗法"，通过场景模仿设置等方法，适时地将自己暴露于紧张，让自己带入到脑海中想象的恐惧情景中。这可能是你回避多年的一种情境，也可能是摆脱不掉的一种困惑，通过亲身体验，会发现虚幻的恐怖只是个纸老虎。

（9）经常运动　常见的有氧运动，如跑步、慢跑、游泳、骑自

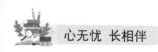

行车等，可减少预期性焦虑倾向，加快各种恐惧症的恢复。

（10）呵护自己　简单来说，就是慢下来，爱自己，用冷静平和的心态面对忙乱的生活节奏。有时候，为自己安排空闲时间，放下手头事物，充分休息和恢复精力，反而会让我们平静下来。

（11）简化生活　生活越简单，感受就越丰富，幸福感也就越强。我们通过断舍离，清理不需要的东西，减少对手机的过分依赖，阅读自己喜欢的书或亲近自然，以极简的方式，找到适合自己的松弛状态。

（12）停止忧虑　当焦虑慢慢膨胀占据我们的脑海，令我们无法自拔时，最好的方式就是停止忧虑，切断焦虑的传播途径。听一段舒缓的音乐，买一束芬芳的鲜花，让积极情绪充满内心。

（13）即刻应对　一味地排斥或对抗焦虑，反而会让它在心中肆意膨胀。有时候勇敢面对，即刻应对，或许会有意想不到的效果。可以把脑海中所有担心的事件写下来，逐个攻破真伪，找到应对办法。

（14）肯定自己　当焦虑袭来时，可以反复地告诉自己"没有问题""我可以对付的"。这样可以缓解因焦虑而产生的气促和盗汗的本能反应，从收获快乐中体验成功的自信。

（15）保证充足睡眠　充足睡眠是减轻焦虑的一剂良方。有时候紧张使人难以入眠，而睡眠愈少，情绪将愈紧绷，甚至影响自身免疫系统。关注睡眠时间，保证睡眠质量，使机体拥有足够的心理免疫能力。

（二）什么是广泛性焦虑障碍

广泛性焦虑障碍（GAD）属于焦虑症的一种临床类型。焦虑症，是以广泛和持续性焦虑或反复发作的惊恐不安为主要特征，常伴有自主神经紊乱及运动性不安的疾病，临床分型如广泛性焦虑障碍、惊恐障碍、社交焦虑障碍和恐惧障碍等。中医根据临床表现和特征，可将本病归属于神志病的范畴。焦虑症相当于中医学的"郁病""惊悸""怔忡""失眠""善忘""百合病""奔豚""灯笼病"等范畴。其中，GAD 是一种对日常生活事件或想法持续担忧或焦虑的综合征，患者往往能意识到这些担忧是过度和不恰当，但不能控制，GAD 是一种慢性疾病，是最常见的一种焦虑症，表现为过分焦虑和担心。调查显示，上海 6 家社区门诊患者的 GAD 发病率达 4.1%（男性为 3.1%，女性为 4.3%），并有相当一部分患者未及时就诊，此类疾病有着较高的发病率，应当引起重视。

（三）早期识别广泛性焦虑障碍

GAD 患病的早期会伴随着生活习惯、睡眠、饮食、工作方面的变化，当感知自己生活状态朝着不健康的方向发展时，可以自我观察近 2 周是否存在以下几个状况。

（1）感觉焦虑、焦急或紧张。

（2）无法停止或控制不住地担忧会发生什么。

（3）对生活中各种各样的事情担忧得特别多。

（4）很难让自己放松下来。

（5）由于不安的情绪、心理而没有办法静坐。

（6）变得容易烦恼或急躁。

（7）感到似乎将有可怕的事情发生而害怕。

这些都是 GAD 量表中筛查的选项，可以参照自我识别，但确诊还是需要到专业的心理专科机构求助专业的认识。尽早识别，及时

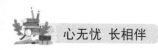

自我调节，提前预防，早日恢复健康。

（四）GAD 与其他疾病的区别

很多人对 GAD 与其他疾病的区别抱有疑惑。它与躯体疾病的区别必须考虑以下四种情况：

（1）焦虑障碍是原发性的，没有明显的躯体疾病，而所有躯体症状都是继发于焦虑。

（2）焦虑状态是原发性躯体疾病的症状表现，如甲状腺功能亢进症。

（3）焦虑因躯体或药物因素而诱发或加重，如使用兴奋剂。

（4）焦虑障碍和躯体疾病同时存在，但两者互不相关。

与抑郁障碍的区别在于：抑郁症的抑郁症状更严重，广泛性焦虑障碍患者通常先有焦虑症状，病了较长时间才逐渐觉得生活不幸福；无昼重夜轻的情绪变化；常难以入睡和睡眠不稳而早醒少见；自主神经症状不如抑郁症丰富；食欲常不受影响。更为重要的是，本病患者并不像抑郁症那样对事物缺乏兴趣或高兴不起来。与精神分裂症的区别在于：精神分裂症患者会有奇怪的想法，如感觉周围对自己有威胁等。痴呆相关的疾病也会有焦虑，但会有注意力和记忆力方面的障碍。

（五）患者求医的注意事项

此类疾病患者应当寻求正规的医疗机构的专业帮助，目前药物治疗、心理治疗是国际抑郁和焦虑共识小组推荐的一线治疗方法。中医是我国的国粹，中药及针灸、推拿等中医适宜技术均对 GAD 有着确切的疗效。形成共识的是此类疾病应当建立患者—家庭—医生治疗联盟，根据患者的具体情况，听从医生的建议实施个性化治疗。

无论是药物还是其他非药物治疗，起效均需要 2~6 周及以上，需要多长时间完全康复目前尚无统一的数据。因此，患者需要配合医生提供真实的病史，严格遵从医嘱，配合治疗作业。

（六）服用 GAD 药物的注意事项

目前临床治疗 GAD 的药物种类大致分为三类，相较于其他抗精神病药物安全性较高，但仍要警惕过量服药的情况，此类药物应尽量由家属保管，家人要关心每次服用的情况，确保患者服下药物及所服剂量的准确性，可以借助手机端的一些药物管理助手帮助提高服药的依从性，切忌自行停药或换药。需要注意的是，服用初期会引起不同的副反应，如恶心、心脏不良反应、神经过敏、坐立不安、体重增加等，轻度的不良反应可以居家观察，严重的不良反应需要及时就医，防止发生意外，并及时调整药物。

（七）家属与 GAD 患者的沟通技巧

造成 GAD 的发病因素有很多，医学界公认这一类患病人群受到了环境、社会心理因素相互作用的影响，包括童年创伤性经历、童年抚养方式、近期生活事件、模式学习、不良条件化和其他因素。家属作为他们最亲密的康复伙伴，在沟通时一定要注意方式方法，切勿关心则乱、"火上浇油"。此时的患者处于情绪敏感期，当他把烦恼倾诉给你，甚至把烦恼的源头归因于你，指责怪罪于你，那么说明患者信任你，有与你沟通的意愿，并对你的反馈有着较高的期待。接纳是你给予的最首要的情绪反馈，一句理解、一个拥抱或安静的陪伴都是有力的支持。本着先解决情绪再解决事情的原则，请注意避免提及或做出一些激化矛盾的言行举止。家属需要体谅和接受患者，遇到不能认同的观点，不要急着否认，可以说"你说的情况可能我还没注意到、我需要想想、我们再看看……"。此时你们的家庭需要放慢生活的节奏，共同去做一些转移注意力的事情，如户外散步、听一场音乐会、打一场酣畅淋漓的球赛、骑自行车、来一场说走就走的旅行等。

（八）帮助缓解焦虑情绪

1. 正确的认知

俗话说"知己知彼，百战不殆"，很多的恐惧是因为我们不了解，我们需要了解焦虑的表现、意义、治疗方法等。你的焦虑恰恰说明你是责任感很强的个体，你的认真负责的精神同样适用于打败疾病的过程，了解在左治疗在右，建立正确的认知可以帮助缓解焦虑的情绪。

2. 中医食疗与健身运动

中医认为疾病与体质密切相关，病邪的入体与体质的易感性密切相关，食疗不失为一种较好的方法。此类人群的体质分型：平和质比例最高，其次是气虚质、气郁质、痰湿质、阳虚质等，可以到中医门诊辨证食疗。八段锦、五禽戏、太极拳均是中医健身气功中对调节情绪较优的健身方法，锻炼时配合气息的一呼一吸，就可以将不愉快的情绪抛之脑后。体育锻炼也是抗焦虑的良药，选择适宜自己并能坚持下去的运动方式，每周锻炼150分钟以上，长期坚持将是恢复健康的有力助手。

3. 规律的生活作息与充足的睡眠

古人就提倡早睡早起身体好，人体的各种生理活动都是有规律的。提倡午睡以0.5~1小时为宜，好的睡眠会让个体精力充沛，身体功能处于良好的状态。如果你的睡眠出现了问题，首先应当养成良好的睡眠习惯，如晚上不喝浓茶或咖啡，睡前不看刺激情绪的书籍或影视，营造良好的睡眠环境，有困意了再上床，不在床上看手机等与睡眠无关的事情。国内外越来越推崇使用薰衣草等助眠精油香薰或按摩，正规、安全的精油使用简便、安全有效，有助于情绪的放松和帮助入眠。

4. 放松训练

渐进性肌肉放松法、冥想式放松法是能够帮助缓解焦虑情绪的两种放松训练方法，配合帮助放松的音乐，能使人体肌肉逐渐松弛，减少身体紧张，消除焦虑和精神压力。每天练习一次，每次20分钟左右，此类放松均可以在各类视频软件找到资源，寻找一款适合患者的放松方法并坚持下去。

5. 其他

可以在家人、朋友、老师的帮助下对患者的工作和生活做一个规划，将事情按照重要性分为特别重要、中等重要和不重要三种程度，再根据患者的能力分为轻松应对、努力应对和没有能力应对。这样就容易将目前所做的事情做一个规划，会帮助患者减轻自己的心理负担，调整自己的生活节奏。

编者：章蕾　童捷

七、如何摆脱强迫障碍

 医生导语

疾病概述：强迫障碍是以反复出现的强迫观念、强迫行为为主要表现的一类神经症性障碍。它可以一种强迫症状为主，也可为几

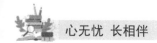

种症状兼而有之。其特点是有意识的自我强迫和反强迫并存，两者强烈冲突使患者焦虑和痛苦。本病通常在青少年发病，也有起病于童年期，多数为缓慢起病，无明显诱因。

照护要点：多观察、询问、倾听，了解患者的感受和体验，理解其强迫观念和行为，鼓励患者表达自己的情绪和不愉快的感受，予以心理支持，转移注意力，逐步引导帮助患者识别自己的负性情绪。

（一）强迫症到底是什么

举一个简单的例子：如"画地为牢"，字面上的意思：画一个圈当作监狱，比喻只在指定的范围内活动或做指定范围内的事，不得逾越。在现实生活中，绝大多数人不会给自己"画地为牢"，能够按照自己的意愿生活、交友、旅行等，但是有一小部分人无法享受生活的自由，有的人不敢轻易地出行购物、旅游，为什么呢？因为他们怕受伤，怕被动物咬伤，或者是怕自己开车撞人，怕从高处掉下来，有的人还无法去参加会议，因为他怕自己演讲的时候会疯掉。他们的脑子里总是有一些奇特的想法，有的甚至认为自己无法抚养子女，怕伤害到他们，等等。为了消除和减少自己的担心和恐惧，他们会采取一些应对的措施。比如反复清洗、反复检查、反复询问等，如此反复，他们的生活就陷入了一种单调、僵化、反复的模式当中，形同坐牢，这些不幸的朋友就是强迫症的患者，他们就是把自己圈禁起来，承受着痛苦和煎熬，而且家人也被牵连其中，备受折磨。

（二）强迫症的病因和易患人群

1. 为什么会得强迫症

强迫症的病因比较复杂，目前还未有定论。主流的观点认为强迫症主要和心理社会、个性、遗传、神经内分泌等因素都有关。在家系双生子的研究中发现，强迫症和遗传有一定的因素，但不是说遗传具有决定的因素，仍然有很多研究强调环境因素在其中也会起到作用。还有研究表明患者在首次发病时遭受到不良的生活事件，比如人际关系紧张、婚姻遭到考验，还有学习、工作受挫或突发的应急事件等，还有许多调查发现强迫症和性格之间也有密切的关系。

2. 到底什么样的人更容易得呢

以下五种性格的人更容易得强迫症。

（1）对不相关想法缺乏控制力的人，正常的人基本都会忽略一些不相关的想法。但是强迫症患者往往会关注那些不相关的方法，并且试图控制自己，但是努力控制的结果，是带来一系列的不适感，当患者无法控制这些想法，这些想法是不是会更敏感、更警觉，然后逐渐就发展成为一种强迫模式。

（2）对风险估计过高的人，强迫症患者会夸张负面影响可能性和严重性，他们很难区分情境的危险程度，即便是在低风险的情境中，他们都会感到焦虑和痛苦，并有强烈希望改变环境。

（3）完美主义者，强迫症患者常常是对自己和对别人都要求很高，不接受自己犯一些与这种超高价值体系相冲突的错误，也总是批评别人的不好，同时他自己也是怀疑自己，否认自己对自己缺乏自信心。所以他们就会表现得特别勤奋，特别爱干净，还有特别在意某些评价等，他们总是觉得任何事情都有一个最完美的解决方法。如果找不到这种完美的解决方法，他们就会感到极其不舒服。

（4）责任心过强的人，强迫症患者对可能降临到自己或别人身上的伤害富有夸张的责任感。他们主观上认为自己会导致或者有能力防止严重消极结果的产生，于是做事就非常谨慎小心，就是为了

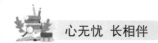

把风险降到最低，所以他们会反复地检查核对。

（5）无法忍受模棱两可的人，强迫症患者难以处理不可预见的变化，他苛求确定性，不能适应模棱两可的情境等。

（三）强迫症的表现及诊断

1．如何判断达到强迫症，主要有哪些表现

判断是否达到强迫症，要看是否严重到已经影响到他的个人生活工作和社交。相较于病理强迫症，正常的强迫现象有哪些？①强迫性现象出现的时间比较短暂，偶尔出现或者出现了以后会稍纵即逝。②强迫行为不会严重到影响个人生活工作和社交。③没有反强迫心理，不会从思想上主动去克服这些强迫行为。④做出这种强迫行为的时候，你有没有感到痛苦？你有没有治疗的愿望？ 如果是达到这四点的话，大家就不必要担心，这只不过是一个强迫表现，而不是强迫症。强迫症的问题肯定是长期出现，而且每天要持续，比如说超过 1 个小时并明显影响你的生活。

2．怎么诊断强迫症呢

我们专业书诊断书 ICD-10（世界卫生组织国际疾病分类第 10 版）中强迫症的诊断标准，基本特征就是反复出现的强迫思维和强迫动作。强迫思维是以刻板形式反复进入患者头脑中的观念、表象、冲动，它们几乎总是令人痛苦的，患者又往往去抵制，又抵制不了，不能成功。然而虽然这些思维是并非自愿的、令人反感的，但是它是属于患者自己的。强迫动作或仪式，是一再出现的刻板行为，这些行为既不能给人带来愉快，也无助于完成有意义的任务，这种行为通常被患者认为是无意义的，无效的，但是反复企图加以抵制，这个是症状标准。时间标准是什么？必须在连续 2 周中，大多数日子里存在强迫症状或强迫动作，或者两者并存，严重程度标准就是

严重地影响到我们的工作、学习、生活和人际交往。

问题 1：经常洗手，反复锁门，是否算是强迫症

如果是饭前、便前、便后要洗手，或从室外回到室内，或从办公室回到家洗手。还有锁门之后，走到楼下，患者会忽然之间想我到底有没有锁门，大脑一片空白，反复问自己是否有锁门，再返回家中去确认。应该说是不算。洗手锁门次数的多少，洗手和锁门时的心理感受是什么样的？一般强迫症患者洗手时候会认为不应该洗手，没有必要洗手，但是控制不住自己还是坚持洗手。这种一边拒绝，一边又在重复的行为，让他们很痛苦、很难受。

问题 2：某些传染疾病流行期间反复洗手算不算强迫症

某些传染疾病流行期间，因为病毒传播的特点，大家都知道一定要戴手套，勤洗手。有的人会出现反复洗手，而且洗手的次数会明显增多，比如说有的人会每天每隔 1~2 小时就会去洗个手或者消毒一次房间，频率会越来越高，明知没有必要，但是他自己却无法控制。有了这些行为，是不是得了强迫症，其实过多的反复的洗手动作，这种对于未知事件或者可能发生的危险的一种紧张、焦虑、抑郁等负面情绪的表现，并不是通常意义的强迫症。此类行为可能是短时期的，会影响到我们的学习、工作和生活，但是随着应激事件的逐渐消失，这种紧张和焦虑情绪也会消失的。但是如果应激源消失了，比如说传染性疾病好了，没有了，结束了，但是患者这种反复清洁的行为并没有改善，反而加重了。我们就要考虑是不是得了强迫症。

问题 3：现在很多人都会讲到强迫症，强迫症的发病率是怎样的

近年来强迫症的发病率在不断提高，研究也显示普通人群强迫症的终身患病率为 1%~2%，大约有 2/3 的患者在 25 岁之前就发病了，

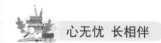
世界卫生组织所做的全球疾病调查中发现强迫症已经成为 15~44 岁中青年人群中造成疾病负担最重的 20 个疾病之一，全球大约有超过 8000 万强迫症患者。

（四）强迫症的治疗

1. 森田疗法能帮助对抗强迫症吗

森田治疗创始人叫森田马正，他提出的核心理论是"顺其自然，为所当为"，对强迫症的"顺其自然"，不是任其自然，是对自己的症状仪式过程，不加任何的任其自然，这是错误的概念，只会强化症状的发生，真正的顺其自然是指对症状、想法、情绪做到接纳，不去控制它，不去排斥它，解决它，让它自然地变化。举个例子，人的内心好比是一片湖水，强迫症状出现，等同于向湖面抛了一颗石子，在湖面上出现了波纹。如果想让波纹消失，是不断地扔石头，还是静静地等待？答案是显而易见的，如果不断地扔石头，那么波纹会越来越大，他的症状就会越来越重。我们不去管，静静地等待，这是不是明智之举，这就体现了"顺其自然"的原则，"为所当为"，森田疗法要求强迫症患者通过治疗，学会顺其自然的态度控制可以控制的，你可以控制的那部分你可以控制，不去控制那部分不可以控制的。对于我们不能控制的变化，要适应和接纳它，带着这种变化做应该做的事情，就是说接纳症状想法和情绪，同时该干嘛就干嘛，去做当下该做的，不管是接纳还是为所当为，它的本质就是与它和平共处，带着症状该做什么做什么，是这么理解的。

2. 强迫症到底该怎么治疗

强迫症是非常难治的，强迫症治疗主要分为心理治疗、药物治疗和物理治疗这三个方面。心理治疗有精神动力学治疗、认知行为治疗、支持性心理治疗和森田治疗等。强迫症药物治疗就是抗抑郁药物治疗，还有物理治疗。对于难治性的强迫症患者，可以根据具体情况采取选择性的重复经颅磁刺激治疗。然后还有最后一个选择，神经外科手术治疗，但是神经外科手术治疗存在癫痫的发作，还有感觉的丧失等，严重的不良后果，必须是严格掌握手术指征的。

3. 有哪些方式可以治疗强迫症

换个角度去思考，强迫症只是一个表面的现象，真正起到作用的是强迫性人格，即不良的个性和思维方式。我们要有意识的努力克服自己的任性、急躁、好胜这种性格，改变过于刻板，过分认真的做事方法，换个角度去思考，同时树立自己的信心，勇于面对挫折。还有要接受不完美，对于不触及原则问题的细节方面，让自己更随意一些。要有意识地锻炼自己在细节方面的宽容度，比如说可以在脏乱的房间里面待几天，要知道不够干净，有些凌乱，并不会毁掉我的一生，然后还有转移注意力，做自己感兴趣的事情，当开始反复进行思考或者强迫行为时，思维会专注于某一点，这时我们要想办法快点转移注意力，尽快摆脱现实症状。就是说一旦处于容易使自己产生强迫联想或回忆的环境当中，我们可以开始阅读自己感兴趣的小说，或者听听音乐分散一下注意力，把注意力集中在自己感兴趣的事情上，就可以忘记这种联想的事情。

（五）强迫症的影响

1. 强迫症是不是会遗传？如果有强迫症，是否可以生孩子

近年来大量研究发现强迫症的发病可能存在一定的遗传倾向，强迫症的双生子研究提示，单卵双生子的同病率为 65%~85%，双卵双生子的同病率为 15%~45%，强迫症患者父母的患病率可能是 5.6%，同胞为 10.1%，相比于普通人，强迫症子女的患病风险肯定是大大增加的，高达 12.8%，明显高于普通人群的患病率。但是反之，强迫症

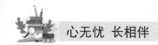

患者的子女只是患病风险相对增大，但并不意味着一定就会发生强迫症，只是表明强迫症确实是有遗传倾向，但遗传只是易患性而已，并不是说父母有强迫症，所生下来的子女就一定有强迫症，所以有强迫症的朋友不必对这个问题过于担心。

2. 强迫症患者自身会受影响吗

强迫症属于神经症的一种类型，以强迫思维和强迫行为为主要临床表现。它是一种精神疾病。强迫症患者知道这种行为不对，内心非常反感，极力抵抗，但无法控制。这种强烈的冲突让他们感到巨大的焦虑和痛苦，影响他们的学习、工作、人际交往和生活。

3. 强迫症会影响家属吗

强迫症的核心表现就是强迫观念或强迫行为，还有就是这两种方式同时存在。其实最直观的是什么？就是行动和思想的分家，所做非所想，让他们倍受煎熬。举个例子：站在悬崖边上产生跳下去的冲动。这种想法对正常人健康人而言，是短暂的、飘忽的、转瞬即逝的，但是对强迫症人群，这样的想法会持久地、反复地折磨他们，经历无数次的循环，这将成为他们生活中的噩梦。生活中反复洗手，擦拭家具，反复检查门锁、电器是否关了，是否排列整齐，花费了大量的时间和精力反反复复做同样的事情。另外，同种想法和念头在脑子里不断出现，明知过分或者毫无必要却又挥之不去，有时压抑自己的各种冲动，这种重复的行为和纠缠的想法，最终造成患者产生强烈的痛苦，以及个人生活和工作能力的损害。

4. 强迫症的家属会有什么苦恼？该如何调节

（1）强迫症的家属会有什么苦恼

强迫症个体的家属在与强迫症患者相处的过程中也是很痛苦的，这些痛苦主要来自以下三个方面：①来源于强迫症患者，如：要耐

162

着性子反复回答他们重复询问的同一个无聊的问题，给予他们肯定、保证或安慰；要在他们的监督下按照其规定的程序和动作做饭烧菜，稍有不符就要重新来过；劳累一天下班后进门时，要按照他们的要求更换衣物、清洗自己，然后在家里使用指定的位置和方式打发空余时间；要忍受他们把不敢扔的东西堆在家里，让房间成为废品仓库；要忍受他们整天窝在家里，足不出户。②来源于家属自己，包括：可能因为对他们发脾气或者与他们发生对抗而陷入后悔与自责；不得不沮丧地看着他们折腾自己；总是无可奈何地帮助他们实施强迫行为；会为他们四处搜集资料、求医问药、奔波劳苦；会因为无力帮助他们改善状况而心力交瘁。③来源于外界，如汶川地震等重大的灾难性或社会性事件，以及某些名人患心理疾病的事实，唤醒了社会大众的心理健康意识，这对关注和促进每一个人的心理健康具有重大意义。同时不得不说，从对心理疾病的科学认知与理解水平而言，这种心理健康意识还仅仅停留在表面，相当粗浅。与之相对应的是，"神经病"作为一句骂人的话，在日常生活中经常出现，可见我们的社会对得心理疾病的人不够理解，更缺乏必要的尊重。在这样的社会传统和认知状况下，强迫症患者及其家属无端承受了来自外界的巨大压力。

（2）如何自我调节

留出时间做回自己：与其他家庭成员约定每周要特意抽出一些固定的时间专门留给自己，做自己喜欢的事，让自己放松，让自己体验到快乐和美好。这样的事，比如享受一顿美食、看一场电影、听一场音乐会、打一场球、逛半天街等。在这段时间里，只为自己活着，不为其他任何人存在。想一想，如果每个家属都能做到这一点，甚至强迫症个体也能做到这一点，那么这种做法本身是否就是

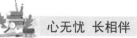

在有力地回击强迫症呢？更何况，这样做所滋养出来的愉悦，会让大家在接下来的斗争中更有信心、更有耐力、更有能力。所以照顾好自己也是与强迫症斗争的有效方法之一。

尽量管理好自己的负面情绪：除了极个别人之外，管理好自己的负面情绪对绝大多数人来讲其实是一件相当困难的事情，不要强求。不要抱怨或排斥负面情绪的存在，不要期待负面情绪马上或者尽快消失，当我们意识到自己的负面情绪时，最好的办法是：要么安静地等待让它自然而然地过去，要么通过合理且个性化的方式去宣泄。最好让自己的身体动起来，但绝对不是去玩网络游戏或吸烟、喝酒等。

（六）强迫症的预防

首先注意个人的心理保健，这是非常重要的，要学会对付各种压力的积极方法和技巧，增加自信，不回避困难，培养勇于承受艰苦和挫折的心理品质，这是预防的关键。还有就是要顺其自然，采用顺应的态度来生活，不要去对抗，也不要用相反的方法去中和，要带着这种不安，该做什么做什么。其次就是要注意个性的培养，从小注意个性培养是十分必要的，不要给予过多过于刻板的要求，对于预防强迫症的发生是有很大的帮助的，特别是那种父母本身就有个性不良的，更应该注意。还有就是多参加集体活动，从事有意义又有兴趣的工作，培养生活中的爱好，建立新的兴奋点，去抑制病态的兴奋点。最后一点是很普通的，其实大家都可以做到的生活规律、饮食均衡，缺乏营养不仅会产生生理疾病，也可能引发精神疾病。

编者：张洁

八、认识你，拥抱你：孤独症儿童！

 医生导语

疾病概述：孤独症又称自闭症或孤独性障碍等，是一种发生在儿童早期的广泛性发育障碍性疾病，基本临床特征为三联征，即社会交往障碍、语言交流障碍、兴趣范围狭窄和动作行为刻板。主要在 3 岁前起病，2~5 岁孤独症最明显。

照护要点：采取综合性的措施让患儿多参加各种锻炼、集体活动，尽量用简单明确的语言，培养患儿的理解能力，鼓励患儿与外人交流，和同龄人玩耍，让他和正常人一样建立社交。

1. 什么是孤独症

孤独症谱系障碍是常见的神经发育障碍之一，患者可能表现为以下三个方面的核心症状。

（1）社会交往障碍：患儿不能与别人建立正常的社交。缺少目光对视，表情贫乏，缺乏期待父母和他人拥抱、爱抚的表情或姿态，在被关爱时也没有表现出愉快感。在幼儿园多独处，不与同伴一起玩耍，也没有参与游戏的愿望。

（2）语言交流障碍：语言发育明显落后于同龄儿童，在 2~3 岁时还不能说出有意义的单词和最简单的句子；患儿讲话可能也不在意别人是否在听，好像是自言自语；有时会有模仿语言或刻板重复语言。

（3）兴趣范围狭窄和动作行为刻板：患儿喜欢玩耍一些非玩具性的物品，如废铁丝等；对玩具的独有特点不感兴趣，却十分关注玩具的某个非主要特征，比如不喜欢玩具熊的体态，只关注它的毛；

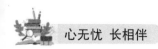

经常固执地保持日常活动的程序，比如每天固定时间做事，吃同样的饭菜等。

2．为什么会出现孤独症

"医生，是因为我工作忙，他小的时候没有和他多说话才会变成这样吗？"

"我们家里也没有人生这个病啊，为什么孩子会这样？"

部分家长在孩子生病后会陷入疑惑和自责中，目前关于孤独症的发病考虑与遗传、神经递质、免疫系统异常等有关。在家系研究中发现，孤独症同胞的患病率约为50%，同卵双生子和异卵双生子的研究也证实了遗传在疾病中的重要作用。除遗传因素外，神经递质功能失调、脑区功能活动异常、免疫系统缺陷等均被发现与孤独症的发生存在关联。

遗传是一个复杂的生物学问题，并不是简单的父母生病，孩子才会生病。

3．早期识别孤独症

大约2/3的孤独症患者起病于婴儿期，在起病阶段不容易被识别。研究发现一些早期行为学特征可起到预警作用。在2~6个月，患儿对人的目光注视，特别是对眼睛的注视是逐渐减少的；在6~12个月，患儿对人脸的注视均减少，无法建立正常的依恋关系；在12~24个月，患儿对唤名的反应明显少于正常儿童，对社交缺乏兴趣。

4．孤独症的治疗

（1）康复训练：目前是改善孤独症患儿核心症状最有效的方法。学龄前患儿多数不能适应幼儿园的教育，可在康复机构或特殊学校接受康复训练和特殊教育。学龄期患儿的语言能力和社交能力提高后，部分可以到普通小学接受教育，但仍有部分患儿需要继续特殊教育。

（2）心理治疗：多采用行为治疗，强化良好行为，矫正攻击、自伤等异常行为；对智力尚可的患儿可采用认知行为治疗帮助认识自身问题，激发潜力，发展有效的社会技能。家庭治疗可以帮助家长认识疾病，提高沟通教育技巧。

（3）药物治疗：多数孤独症患儿有注意缺陷多动障碍，部分合并抽动症、癫痫等，可能存在攻击、自伤等行为；对于合并问题的患儿可以用药物对症治疗。

5. 我们可以为孤独症儿童做些什么

人是社会的产物，人的社会化只有在不断与社会接触互动过程中才能完成，但这对孤独症群体来说似乎是一个艰难而又漫长的过程。

"有一次星星玩耍时突然推了一个孩子，我和家长道歉并解释情况，对方提高嗓门'有病还不好好看着！'，所以现在我们不敢带他在外面玩，怕孩子失控，也怕孩子被排斥。"

孤独症患儿不可预期的行为可能会招来异样的眼光。被边缘化让孤独症患儿照顾者只能被迫一点一点地缩小自己的社交圈，最终只剩下家这个点。孤独症家庭面临在经济、教育、照顾、精神等方面的巨大困境；社会应该给予他们更多的尊重与宽容，给他们空间，让他们有勇气走出家庭，尝试着慢慢融入社会。

编者：师典红

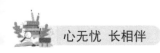

九、比衰老更残酷的遗忘——老年痴呆

 医生导语

疾病概述： 按病因分类一般可分为阿尔茨海默病、血管性痴呆、帕金森痴呆等，阿尔茨海默病（AD）是最常见的老年痴呆，是一种病因不明的原发性退行性脑变性疾病，起病隐匿，进展缓慢，不可逆，临床上以智力损害为主，首发症状为近事记忆障碍。

照护要点： 改善患者认知功能和行为障碍，提高日常生活能力。对轻症患者，重点应加强心理支持和行为指导，使患者尽可能保持生活自理和人际交往；对重症患者应多抚摸其肢体和头部，耳边放些轻音乐或轻轻说话，以减缓其认知功能的减退。

1. 安全相关问题

问题1：单独自己出去，有时都不认识回家的路？

（1）老年痴呆患者外出时或到一个新地方时，最好有家人的陪同，直至熟悉了新的环境和路途。

（2）家属还可以制作一个联系卡片，放在患者的口袋中，卡片上要写明联系人电话、家庭地址，方便患者意外走失后，能够和家人尽快取得联系；当患者迷路时有助于警方或路人将其送回。

（3）外出时可以牵着手，防止意外走失，可以给老年痴呆患者定制定位手环，这样老年痴呆患者走丢后能尽快获取位置。

（4）部分较为严重的患者无法独立生活，需要家属的精心照料，尽可能避免搬家。

（5）定向设置：在门上或墙上等地方贴上醒目的标志或给予诸如时间、位置等简单的信号，以帮助患者正确定向。

问题 2：为什么想去公园，结果进了派出所？

（1）多陪同患者外出，并尽量让其自己辨别方向，或告诉患者该如何走。

（2）引导患者表达自己的想法，疏导情绪。

（3）在患者焦虑不安时尽量用语言安慰、疏导，多与患者进行思想感情交流，满足其合理要求，减少冲突，言谈中应避开"痴""傻""呆"等词。

（4）协助患者在熟悉的环境中生活自理，如洗漱、进餐、行走等。晚期患者对环境、方向的定向力差，不能单独外出，防止走失或跌伤。药物、热水应放好和放稳，防止误服、烫伤。铁器、锐器等物品保管好，防止误伤和伤人。

2. 饮食相关问题

问题 1：为什么我妈现在一直乱吃东西，吃橘子连橘子皮也吃了，怎么都说不听？

（1）老年痴呆患者常会出现乱抓东西吃、贪食、拒食等表现，必须统一管理患者的食品。防止患者不懂得节制，暴饮暴食，引起胃肠功能紊乱或误食过期发霉食品，发生食物中毒。

（2）选择富有营养且易消化的食物，定时进餐，而且要根据患者辨识、处理、理解盘中的食物的能力及饮食习惯，照顾好患者的进食，以利于疾病康复。

按患者喜好安排食谱，以免引起拒食。

（3）每餐对食具进行消毒，每天清洁消毒餐桌，餐时防止发生消化道传染病。

对于长期卧床因肠蠕动减慢，影响食欲者，应定时扶坐，视病情每次 1~2 小时。

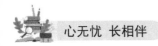

（4）在饮食配给方面，密切配合营养师，给予高蛋白质，高维生素、易消化食物。对食量较少的患者做好饮食登记，以便个案跟踪，保证足够的营养摄入。

问题2：为什么我妈现在自己都不会吃饭了，每次都需要喂，而且吃起来很慢，还很容易呛到？

（1）在患者进食时注意尽量采取坐位或半卧位。

（2）进食时要求患者注意力集中，喂食者要有耐心、细心、少食多口。喂饭时要慢，防止噎食。

（3）对吞咽困难者避免进食干硬食物。食物做成糊状，一次进食量以半勺为宜，速度要适中，待口中食物完全咽下再食下一口，不可催促，以防噎食。经过医生评估，按障碍程度制订吞咽训练计划，轻度者以摄食饮水训练为主。

（4）病情末期，则主要依靠鼻饲喂养和静脉营养供给。无论是吞咽训练或者是鼻饲，都要严格注意，防止误吸，避免发生吸入性肺炎，导致感染。

问题3：中午刚吃完午饭不久，外婆对妈妈说："你怎么不给我吃饭，你们想饿死我吗？"

（1）老年痴呆的患者如果出现健忘的情况，建议还是要积极到医院去进行检查，可以通过大脑功能锻炼来改善患者健忘的症状，可以结合一些改善认知功能的药物进行调理，要多方面进行调理，平时也要保持良好的情绪。

（2）可以试着口服尼麦角林或美金刚等药物进行治疗，最好是在医生的指导下进行治疗，还可以口服健脑丸进行治疗，并请医院的脑外科详细地检查，对症治疗。另外，家属一定要陪伴患者，以免患者自己出去找不到回家的路。

（3）头部磁共振检查，看是否有海马及颞叶的萎缩，其次进行智力方面的检查，其中智力的高低与文化水平、年龄及生活经历都有关。智力检查包括对一般常识的问答，也包括理解、判断能力的问答，比如问患者花香鸟语是什么意思。最后，计算力的评估，以 100 减 7 的方法递减下去直到减到 2 为止，同时也要进行记忆力的检查，临床上常用的有即刻回忆。

（4）在短时间内完全准确地保存少量信息的能力，也要判断患者是否能够记住新材料，以及对长期记忆能力的判断。

问题 4：患者不好好吃东西，越来越瘦了，怎么办？

（1）依据患者饮食爱好制订个性化饮食方案，保证每日足够的营养，定时进食，最好是与其他人一起进食。

（2）可先做其他活动，转移注意力后再劝其进食。

（3）为患者创造安静的就餐环境，可播放轻柔音乐等，缓解情绪。

（4）以上方法无效时可以采用以下方法：

①喂食，老年痴呆患者不吃饭可能是受病情影响产生智力下降、生活不能自理导致，此时可以通过家属喂食的方式协助患者进食，不过应当注意喂食量，避免喂食过多引起患者消化不良，同时也要防止喂食过少引起患者营养不良。

②老年痴呆患者如果不吃饭可以采用补液的方法将营养输送到患者的体内，维持身体的正常功能，不过补液过多可能会造成患者水肿，并且无法解决患者的饱腹感，因此补液仅仅适用于短期治疗。

③药物治疗：有些患有老年痴呆的患者不吃饭是存在被害妄想症，认为有人在饭里下毒，对于这种情况可以使用一些抗精神分裂药物进行治疗，比如利培酮、氨磺必利片等。

问题5：吃东西喜欢含在嘴里，不咽下去，进食时间长怎么办？

（1）早发现早预防：吃东西困难、进餐时间延长、反复不明的喝水呛咳、吃东西流口水、漏出来甚至进食时发生哽噎等，当出现这些症状时，很可能是患者出现了吞咽障碍。吞咽障碍是指由于与吞咽相关的口腔、咽喉、食管等器官的结构和（或）功能受损，导致经口摄取食物时不能安全有效地输送到胃内，常见于脑卒中及颅脑损伤、帕金森病等。当出现吞咽障碍时，应及时就医，请专业医护人员进行系统评估，判断严重程度。对于病情稳定且处于康复期的轻度吞咽困难患者，需要采取有针对性的居家康复措施，包括营养管理、饮食调整、体位变换等。患者切记要及时联系专业人员评估和治疗。

（2）进食体位：根据老年患者身体情况选择坐位、半坐卧位、侧卧位等。坐位：身体坐直，稍向前倾约20°，颈部稍向前弯曲；半坐卧位：30°~60°卧位，头部前屈，偏瘫侧肩部用枕垫起。进食1小时内尽量避免吸痰、翻身及叩背；如有恶心、呕吐，立即将患者头偏向一侧，去除口腔异物并清洁口腔。

（3）饮食种类的选择：吞咽障碍患者早期选择质地平滑均匀、有适当黏性或糊状的食物，如面包、香蕉、蛋羹、豆腐等；避免颗粒状的食物，如玉米粒、花生豆等；可指导患者家属通过勾芡或增稠剂增加食物的黏稠度。食物仍要兼顾色、香、味和温度。食物的给予顺序常为糊餐、软餐、碎餐、一般质地。饮料给予的顺序是从浓流质慢慢地向稀流质过度。患者每口进食量以3~5毫升为宜。禁止进食不易变形、易松散、大颗粒的高危食物，如排骨、花生米、易碎饼干等。推荐密度均匀、黏性适当、不易松散的食物，如豆腐脑、酸奶、煮烂的米粥等。

（4）进餐器具的选择：根据老年人功能情况选择适宜、得心应手的餐具，利于顺利完成进食。宜选用边缘厚、加大手柄的茶匙，食物大约舀至勺子前方的 1/2~2/3，避免勺子过大盛入食物太多，患者无法一次咽下诱发恶心反射。

（5）康复行为训练：每天 2 次，每组 5 分钟，训练周期为 14 天。

①颊肌咀嚼肌训练：牵拉刺激并轻轻按摩揉捏颊部肌肉进行被动肌肉训练、主动最大限度地完成鼓腮吹气，开闭口咬合动作，进行主动肌肉训练。

②舌肌训练：由家属或护士用湿纱布包裹舌体，牵拉患者舌体上下左右活动，若干次后患者自行上下左右运动，当舌体能够自主灵活运动后，用压舌板压住舌背，嘱患者上抬舌体进行舌肌肌力阻抗训练。

③咽肌训练：端坐位嘱患者深呼吸，放松食管肌肉，后用力咳嗽，循环往复数次。

④颞下颌关节训练：用力张大嘴，而后快速闭合，有节奏地叩击牙关，叩齿完成后再做下颌前伸、后缩、左右偏斜运动，尽量让下颌远离正中位置，以预防颞下颌关节僵硬和纤维化。

⑤缓慢吞咽刺激：用棉签蘸取凉水轻轻涂抹患者上颚、舌根、咽喉壁，刺激并鼓励患者做吞咽动作。

问题 6：如何保证患者的营养状况？

营养不良在老年精神疾病患者中很常见。这可能是精神分裂症患者随着年龄增大，同时在咀嚼、消化吸收等方面功能逐渐减退，导致营养物质的吸收、利用减少，再加上长期服用抗精神病药物，容易出现代谢综合征，而致体质指数发生改变，因其伴有不同程度的躯体疾病，更容易发生营养不良，从而降低生活质量。因此，对老年患者要定期进行营养评估、及时发现营养不良状况，在遵循个体化原则的基础上进行有效的干预，这对改善患者营养状态具有重要意义。

（1）选择食物，保持营养的平衡，适当限制热量的摄入，给予足够的优质蛋白质、低脂肪、低糖、低盐、高维生素和适量的含钙、铁食物。

（2）食物加工应细、松、软，既给牙齿咀嚼机会，又便于消化，饮食尽量做到鲜美可口，多样化，努力适应其爱好。

（3）烹调应具色、香、味，以促进食欲，良好的食欲是刺激消化的基本因素，同时注意烹调时间、温度的适度，尽量减少维生素的损失，适当多食含纤维素的食物可防便秘。

（4）做好进餐准备，保持空气新鲜。必要时先清除周围的污染物便器，通风换气，排除异味。清洗双手，提醒患者"准备就餐"，使患者精神上做好准备，提高食欲。准备合适体位，根据具体情况，尽量取坐位进食，如躯体疾病可取半卧位。餐前给予适量茶水，如患者唾液分泌量少，服药进食时常易咽部噎住，则应供给充足茶水，且防块状食物，如鱼肉、淀粉丸子、芋头、黏糕，避免堵塞窒息。

（5）了解患者的饮食习惯、进食情况、疾病特点，遇到拒食患者，找出原因针对具体情况给予恰当处理，同时也要将患者个性、心理状态视为重要因素，加以考虑。疑饭中有毒的患者可请其参与配餐或自选一份。木僵违拗患者，耐心细致喂食，或将可口饭菜摆好，患者有时可待工作人员走后自行进食，必要时鼻饲。暴饮暴食，食欲过大者，控制其食量，并剔去食物中刺骨，保证食物温度适宜，防食块满嘴造成窒息。忙于他事，无心进食，事先领进餐室，给予暗示、提醒。因药物引起的唾液腺减少，可饭前半小时饮用开水，用蔬菜、水果制成汁饮用，以促进腺体分泌帮助消化。及时协助解决由其他躯体不适因素、社会因素引起的情绪低落，保持良好的进食心境。

3. 睡眠相关问题

问题 1：为什么我外婆晚上整夜不睡觉，还总说现在是白天，不需要睡觉？或是晚上不睡觉，白天叫不醒？

老年痴呆患者不睡觉，考虑是由于患者认知功能减退、生活自理能力下降导致的，同时也会出现时间和空间的定向能力减退。老年痴呆患者会出现睡眠颠倒，白天总是在睡觉，晚上就会出现睡不着觉的情况，时间延长就会出现生物钟紊乱。

（1）老年痴呆患者不睡觉，应遵医嘱口服乙酰胆碱酯酶抑制剂。石杉碱甲或盐酸多奈派齐，可延缓老年痴呆症状的进展、加重。

（2）生活起居上要给予护理，尽量不让患者在白天睡觉，白天适当增加活动时间，睡前可予以泡脚等放松情绪的措施。

（3）创造良好的睡眠环境，切勿与之争执，可陪伴一段时间，再劝说入睡。

（4）必要时可以给予口服镇静类药物对症治疗，可以服用阿普唑仑或者艾司唑仑、地西泮等。

（5）上述药物建议患者在睡觉前口服，观察患者的临床症状。另外，上述药物有一定成瘾性，同时会有呼吸抑制，建议患者在医生指导下口服。

4. 药物相关问题

问题 1：服用阿立哌唑对身体有什么损伤吗？有没有比较严重的不良反应？

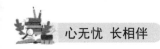

在医生指导下应用，服用阿立哌唑胶囊后应注意以下情况。

（1）应定期进行肝功能、血糖、血液和白细胞计数检查。

（2）使用本品可能导致高血糖或糖尿病、高胆固醇和体重增加，增加心脏和脑血管疾病的发生风险。

（3）注意是否有头晕、困倦和平衡障碍，可能有发生跌倒的风险。

（4）须注意警惕：使用本品可能导致癫痫发作、老年痴呆患者脑卒中（中风）次数增多。可能导致体位性低血压、抗精神病药恶性综合征、迟发性运动障碍。

（5）如果症状没有好转或恶化，请及时咨询医生。

问题2：患者吃东西，要咽好几下才能吃下去，与吃的药有关系吗？

（1）一般来说，老年痴呆这个疾病本身会造成吞咽困难。

（2）老年痴呆的一部分药物，地西泮类药物也会引起吞咽困难，而且吞咽困难还会造成营养不良，出现在痴呆患者身上，可能会造成更严重的后果。

（3）有吞咽困难者，经过医生评估，按障碍程度制订吞咽训练计划，轻度者以摄食饮水训练为主。病情末期，则主要依靠鼻饲喂养和静脉营养供给。无论是吞咽训练或者是鼻饲，都要严格注意，防止误吸，避免发生吸入性肺炎，导致感染。

问题3：患者服药不配合怎么办？

1. 服药依从性的影响因素

（1）患者否认自身有病，拒绝服药；或者认为病好不用吃药。

（2）记性差，不记得服药情况。

（3）担心药物不良反应伤害身体。

（4）经济因素。

2．相应的护理措施

（1）为患者提供多种渠道了解疾病知识和药物知识，知道正确的服药方法、时间、疗程注意事项，以及药物不良反应的应对方法。

（2）提高老年人用药安全意识，密切关注药物不良反应。遵医嘱服药，不可自行增减药物品种剂量。出现不良反应及时就医。

（3）对带药做好标记分装。按照每次服药种类和剂量，用小药袋分装，详细分出早、中、晚，以及特殊用药。整理出来的不同时间的药物可用不同颜色整理箱来装，整理箱表面用显著标记标明时间，如早上 8:00。如此可方便患者使用，以防记忆不清时漏服或多服。

（4）了解政策，充分利用社会保障制度，以减轻经济压力。

问题 4：晚上大家睡觉了，患者就是不睡，不是哇哇大叫，就是敲房间门，是不是安眠药量不足呀？

安眠药的加药、减药、停药都必须在有资质的医生指导下进行应用。患者家属应和医务人员保持良好的沟通，建立良好的医患关系。

安眠药的服用是按需服药，根据病情和睡眠失眠的状况来选择合适的安眠药进行服用。虽然目前的安眠药不良反应相对都比较轻，但是对于老年人，安眠药量稍大的话可能会造成严重的抑制，出现呼吸抑制而有生命的危险。服用安眠药以后，如果饮酒也会造成过度抑制，导致危险事件发生。患者家属必须在医生指导下给予加药。

5．疾病知识

问题 1：为什么患者动不动就发脾气，要打人？

老年痴呆患者，对于自身是折磨，对于照料者是更大的折磨。

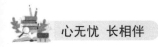

在病程过程中，出现各种各样的异常情况，如果出现发脾气、躁狂，首先家属要从自身找原因，很大一部分原因是照料不够，患者觉得需求没有得到满足，所以发脾气，处理方法如下。

（1）认清疾病，这是一个不可逆的退行性疾病，目前没有什么药物能够逆转，甚至治愈，现在所能做的，首先心理上接受疾病，家属对患者要有一定耐心，在照料过程中耐心细致。如果患者跟你意见不同，发生冲突，家属尽量安抚患者，顺着患者，不能和他发生争执。

（2）药物治疗，改善认知障碍的药物，包括胆碱酯酶抑制剂及NMDA 受体拮抗剂，在改善认知药物的基础上，如果患者出现异常行为，进行抗精神病药物治疗。如果患者出现抑郁类症状，可以进行 5 - 羟色胺再摄取抑制剂的治疗。患者出现躁狂、烦躁、妄想，可以进行抗精神病药物治疗，包括奥氮平。但是药物治疗一定要在专业医生指导下进行。

问题 2：患者经常会说自己的东西不见了，盯着他人问"是不是被你们偷掉了"？

老年痴呆患者总是怀疑家里丢东西，疑心重，这是由于患者出现了精神方面的异常。

（1）日常生活用品的放置有固定的地方，尽量让其自己取放。

（2）把患者常用的物件放在显眼的地方。

（3）应培养患者良好的生活习惯和作息规律，指导其对自身物品进行有效的管理。

（4）患者出现这种病情发作时，需要转移老人的注意力，与老人进行沟通交流谈话，说一些能让老年人记忆起其他方面的事情，可以有效改善他的注意力。

问题 3：很多事情都想不起来了，但是越以前的事情，倒是记得清楚……

我们的记忆包括许多形式，如瞬时记忆、短时记忆和长时记忆。而对于老年痴呆患者来说，瞬时记忆和短时记忆的伤害很大。我们可以带着患者一起回想前些天发生的事情，如上一顿饭吃的什么，昨天看过的电视剧是什么，前天去过哪里，等等，来让患者多动脑多思考。尽量让他们去说让他们去做，这样会改善他们的记忆力。

老年痴呆最主要的表现是记忆力进行性下降，记忆力下降贯穿疾病全程。当患者发现记忆力下降时，可以采取以下措施。

（1）早期可以对以往的事情做记录，帮助回忆过去的事情。同时，多关注身边的事物，加强自己对新生事物、周边事物的强化记忆。

（2）到中期，自己不能完成记忆时，需要家人多与患者交流沟通，共同参与智力的游戏。回忆既往的照片、图片，以及学习新生事物，加强患者对事物的认识、记忆。

（3）在此过程中，和医护的沟通贯穿始终，医生和护士可以根据患者的不同时期，给予科学合理的帮助，制订一套完整的记忆训练计划，帮助患者尽可能减慢记忆的衰退，生活质量能得到提高。

6. 康复护理

问题 1：患者经常觉得手没力气，拿不好东西，如何改善这个问题？

（1）如果出现浑身没有力气，建议患者在医生的指导下，服用一些中成药来调理病情，在药物调理过程中，患者一定要多注意休息，不要熬夜，不要过度劳累，不要抽烟、喝酒，要保证充足的睡眠时间。

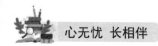

（2）可以给患者服用摄入一些有营养、易消化的食物来满足自身的营养需求，增强体质，提高免疫力，患者还可以吃一些水果，补充身体的维生素。

问题 2：患者出现情绪不稳定，动不动打人骂人，除了靠药物治疗外还有什么治疗方法？

老年痴呆的治疗包括药物治疗和非药物疗法两种。

非药物疗法中，第一要增强体育运动，运动可以增强神经细胞的活性和活动水平，延缓大脑的衰老；第二要积极用脑，主动去用脑，其中以认知训练和记忆康复为首选，通过这些训练来减缓脑功能的衰退；第三个要经常参加社交活动，与周围的人群和环境保持接触，锻炼大脑的社会生活功能。需安排规律的生活，保证充足的睡眠。可以使用各种提示物帮助患者记忆。

除此以外，音乐疗法也是不错的治疗方法。主要分为：

（1）被动式音乐疗法：每天在清晨、午后、晚间临睡前，为患者播放舒缓的轻音乐，很多老年人喜欢戏曲，也可以结合患者的爱好播放各类曲艺节目，让患者通过闭目聆听、体味音乐而舒缓情绪。

（2）主动式音乐疗法：鼓励患者主动参与到音乐的生成过程中，如唱歌、乐器演奏、学习音乐课程、组织同期住院患者进行音乐活动排练等，从中获得快乐，有助于改善心境。

问题 3：老人害怕跌倒："我不想出去走动，万一摔跤，家里没人照顾我。"

老人害怕跌倒（FOF）既有内在的危险因素，也有外在的危险因素，有研究证实的危险因素有人口学因素（如年龄、性别、职业、受教育程度、婚姻状况）、跌倒史、健康状况、用药、心理因素、活动与运动、生活环境、社会因素、家庭和经济因素等。除了年龄、性别等不可干预的危险因素外，老年人身上往往存在多项危险因素，而且诸多研究显示，老年人 FOF 原因比较复杂，绝大多数是多种因素相互作用而发生的。因此，对 FOF 危险因素的干预，要积极改变可以被矫正的危险因素，采取针对多病因的综合性干预措施。

有研究显示健康教育可以有效减少跌倒及 FOF 的发生率。通过健康教育，让老年人认识到跌倒的发生是潜在的危险因素，可以预防和控制。通过提高老年人对跌倒危险因素的认知和处理能力，增强其预防再跌倒的自信心，缓解 FOF 的心理。早期和正确的心理辅导与疏导可以有效预防、减轻和消除老年人跌倒后的心理障碍。针对老年人 FOF 的心理，在关心、安慰老年人的基础上，讲解跌倒—丧失信心—不敢活动—衰弱—更易跌倒的这一害怕跌倒的恶性循环链，在老年人认知到 FOF 的后果后，再深入浅出地讲解，在日常生活中如何通过规律锻炼来增强自己的体力，加强身体的灵活性和平衡能力，使其由自我恐惧转变为积极主动、减少害怕，在学会自我保护的前提下适当活动。通过对老年人实施合理用药、生活方式的指导、症状的识别与处理等干预措施，可使老年人健康状况得到改善和良好控制。老人健康状况改善的同时将有助于降低老人 FOF 心理。

老年人的跌倒有一半以上是在家中发生的，因此家庭内部的干预非常重要。家庭环境的改善和家庭成员的良好护理可以很有效地减少老年人跌倒的发生。通过使用居家危险因素评估工具对居家危险因素进行评估，增加老年人及家属对居家跌倒危险期因素的了解，减少居家环境中的危险因素。例如室内的家具尤其是床、椅的高度和摆放位置要合理，家具的摆放位置固定，日用品和助行器固定摆放在方便取放的位置，老年人行走的地方无障碍物，室内光线要充

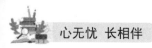

足，卫生间使用坐厕，卫生间和浴室应安装扶手、保持地面干燥、做好防滑措施等。这些安全的环境能降低老年人行走、起夜、如厕、洗澡等日常活动 FOF 心理，促进老年人的活动。

问题 4：不敢让老年人锻炼身体：上次锻炼身体，摔了一跤，就骨折了。

中老年人大都会出现骨质疏松症，这主要与年龄、性别、饮食及生活方式等多方面因素相关。我们可以从以下方法着手：

1. 饮食改善

食用富含钙、钾、维生素 D 且低盐低脂和适量蛋白质的均衡膳食，对骨量的维持和骨质疏松性骨折发生率的降低有较大帮助。此外，含有碱性食物的饮食，如水果、蔬菜、全谷物、家禽、鱼、坚果、豆类和低脂乳制品等也有利于骨骼健康。

2. 运动改善

（1）轻松呼吸操：可以帮助老年人放松身体，减轻压力和紧张感。

①站立姿势，两手自然下垂。

②深呼吸，同时将双手向上举起，直到手臂伸直。

③缓慢呼气，同时将双手缓缓放下。

④重复上述动作，每次做 10~15 次。

（2）坐立体操：可以帮助老年人增强肌肉力量和平衡能力。

①坐在椅子上，双手放在椅子两侧。

②缓慢站起来，同时将双手向上伸直。

③缓慢坐下，同时将双手放在椅子两侧。

④重复上述动作，每次做 10~15 次。

（3）软式太极：可以帮助老年人增强柔韧性、协调性和平衡性。

①站立姿势，两手自然下垂。

②将左脚向前迈一步，同时将双手向前伸直。

③缓慢将左脚放回原位，同时将双手放下。

④将右脚向前迈一步，同时将双手向前伸直。

⑤缓慢将右脚放回原位，同时将双手放下。

⑥重复上述动作，每次做 10~15 次。

（4）慢跑：可以帮助老年人增强心肺功能，提高代谢率。

①站立姿势，双手自然下垂。

②慢步行走，同时摆动手臂。

③逐渐加快步伐，开始慢跑。

④慢跑 5~10 分钟，然后逐渐减慢步伐，回到步行状态。

⑤重复上述动作，每次做 10~15 分钟。

总之，健身操是一种适合老年人的运动方式。老年人可以根据自己的身体状况量力而行。通过坚持健身操的锻炼，老年人可以保持身体健康，提高生活质量，享受健康快乐的晚年生活。

问题 5：对老年人进行记忆力、智力方面的训练是否有必要？

已有大量文献报道，记忆力和智力可以通过一系列训练来进行提高和恢复，进而减缓疾病进展。因此，家属在照护中应注意：

（1）根据患者的自理能力提供不同程度的照护。

（2）维持患者现有的日常生活能力。

（3）帮助患者养成基本的生活习惯。

（4）进行难度适宜的智力与记忆力功能训练。

（5）鼓励患者，避免责备与争执。

1. 记忆训练

瞬时记忆（超短时记忆）训练：念一串不按顺序的数字，从 3

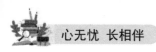

位数起，每次增加 1 位数，念完后立即让患者复述，直至不能复述为止。

短时记忆训练：给患者看几件物品，令其记忆，然后请他回忆刚才看过的东西。

长时记忆训练：让患者回忆最近到家里来过的亲戚朋友的姓名、前几天看过的电视内容、家中发生的事情等。

2．计算训练

如计算家庭每月的水电费、食品费或半年、全年的费用等，从简单入手。

日常生活中随时注意患者的记忆力和智力锻炼，效果会更好。可以制订生活作息时间表，让患者主动关心日期、时间的变化，督促患者按规定的时间活动和休息。鼓励患者关心家中的事情，多与家属成员或邻居交谈，患者的日常用品放置要有固定的地方，尽量让他自己取放。陪同外出时也尽量让他自己辨别方向，或告诉他该如何走。对于言语困难者，可在经常接触的用品上贴上标签，帮助读出物品的名称。多培养、鼓励患者参加各种兴趣活动，老年人种花是项很好的活动，对于花的种植、养护、观察都需要记忆的参与，而且有益于身心健康。

问题 6：适合老年人的运动有哪些？

（1）八段锦：是动静结合的身心运动，患者下肢动态或静态的姿势，配合上肢正确的屈、仰、俯、伸等动作，不但能锻炼机体的平衡和协调能力，还能使全身筋肉舒展，气血通畅，改善身体功能。有研究发现老年高血压伴衰弱的患者经过 12 周的八段锦练习后，均能感知到八段锦带来的身心益处，具有积极的康复效果。

（2）有氧运动：可以在康复师的指导下进行有氧运动。患者有氧运动 3 次/周，1 小时/次，持续 16 周。如在床上进行踩脚踏车、辅助行走等，目标强度为最大心率（220－患者年龄）的 70%~80%。有氧运动可提高老年重度阿尔茨海默患者的峰值摄氧量，改善心肺功能，且对患者认知功能和神经精神状态产生积极影响。

问题 7：如何保障康复期患者的外出安全？

（1）可以佩戴具有 GPS 定位功能的手环或定位器，这是防止患者走失很好的办法。GPS 的软件可以装在家人的手机上，在患者走失的时候能尽早发现患者所在位置，帮助顺利找回患者。

（2）配身份识别标志，可以在患者的衣领或口袋明显的位置，印上家人的电话号码和姓名；或者给患者随身佩戴身份识别卡，卡片上可以写上患者的名字、病情、家人的电话号码、家庭住址等。如果患者走失，能及时被人发现，与家人取得联系。

问题 8：老年痴呆患者的照护只要专业人员到位，就可以吗？

（1）医生确定患者是否患痴呆，要通过详细的病史采集、神经系统检查、实验室检查，还要进行必要的神经心理学测试及神经影像学检查。由于阿尔茨海默病患者的认知能力减退，以及自知力损害，患者往往否认自己有智能减退的现象，这就需要可靠的知情者提供病史。

（2）尽管老年人就诊时多由子女陪同，但很多老年人并不与子女共同生活，故而子女未必是知情者。因此，可靠的知情者可能是与患者共同生活多年的配偶、共同工作的同事，甚至可以是经常见面的邻居、保姆等。

编者：顾丽娟　邱静